In die „Sammlung von Monographien aus dem Gesamtgebiete der Neurologie und Psychiatrie" sollen Arbeiten aufgenommen werden, die Einzelgegenstände aus dem Gesamtgebiete der Neurologie und Psychiatrie in monographischer Weise behandeln. Jede Arbeit bildet ein in sich abgeschlossenes Ganzes.

Das Bedürfnis ergab sich einerseits aus der Tatsache, daß die Redaktion der Zeitschrift für die gesamte Neurologie und Psychiatrie wiederholt genötigt war, Arbeiten zurückzuweisen nur aus dem Grunde, weil sie nach Umfang oder Art der Darstellung nicht mehr in den Rahmen einer Zeitschrift paßten. Wenn diese Arbeiten der Zeitschrift überhaupt angeboten wurden, so beweist der Umstand andererseits, daß für viele Autoren ein Bedürfnis vorliegt, solche Monographien nicht ganz isoliert erscheinen zu lassen. Es stimmt das mit der buchhändlerischen Erfahrung, daß die Verbreitung von Monographien durch die Aufnahme in eine Sammlung eine größere wird.

Die Sammlung wird den Abonnenten der „Zeitschrift für die gesamte Neurologie und Psychiatrie" zu einem um ca. 20% ermäßigten Vorzugspreise geliefert.

Angebote und Manuskriptsendungen sind an einen der Herausgeber,
Professor Dr. A. Alzheimer, Breslau, Auenstraße 42 oder
Professor Dr. M. Lewandowsky, Berlin W 62, Lutherstraße 21
erbeten.

Die Honorierung der Monographien erfolgt nach bestimmten, zwischen Herausgebern und Verlag genau festgelegten Grundsätzen und variiert nur je nach Höhe der Auflage.

Abbildungen und Tafeln werden in entgegenkommender Weise ohne irgendwelche Unkosten für die Herren Autoren wiedergegeben.

MONOGRAPHIEN AUS DEM GESAMTGEBIETE DER NEUROLOGIE UND PSYCHIATRIE

HERAUSGEGEBEN VON
A. ALZHEIMER-BRESLAU UND M. LEWANDOWSKY-BERLIN

HEFT 5

ÜBER DAS SINNESLEBEN DES NEUGEBORENEN

(NACH PHYSIOLOGISCHEN EXPERIMENTEN)

VON

Dr. SILVIO CANESTRINI,
ASSISTENT DER NERVENKLINIK IN GRAZ

MIT 60 FIGUREN IM TEXT UND AUF 1 TAFEL

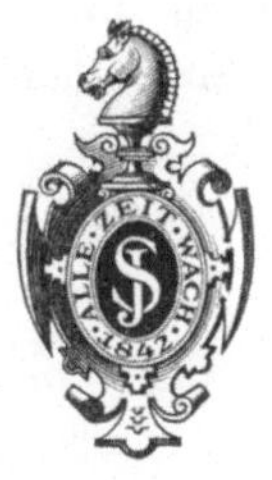

BERLIN
VERLAG VON JULIUS SPRINGER
1913

Preis M. 6.—.
für die Abonnenten der „Zeitschrift für die gesamte Neurologie und Psychiatrie“ Preis M. 4.80

In die „Sammlung von Monographien aus dem Gesamtgebiete der Neurologie und Psychiatrie“ sollen Arbeiten aufgenommen werden, die Einzelgegenstände aus dem Gesamtgebiete der Neurologie und Psychiatrie in monographischer Weise behandeln. Jede Arbeit bildet ein in sich abgeschlossenes Ganzes.

Das Bedürfnis ergab sich einerseits aus der Tatsache, daß die Redaktion der Zeitschrift für die gesamte Neurologie und Psychiatrie wiederholt genötigt war, Arbeiten zurückzuweisen nur aus dem Grunde, weil sie nach Umfang oder Art der Darstellung nicht mehr in den Rahmen einer Zeitschrift paßten. Wenn diese Arbeiten der Zeitschrift überhaupt angeboten wurden, so beweist der Umstand andererseits, daß für viele Autoren ein Bedürfnis vorliegt, solche Monographien nicht ganz isoliert erscheinen zu lassen. Es stimmt das mit der buchhändlerischen Erfahrung, daß die Verbreitung von Monographien durch die Aufnahme in eine Sammlung eine größere wird.

Die Sammlung wird den Abonnenten der „Zeitschrift für die gesamte Neurologie und Psychiatrie“ zu einem um ca. 20% ermäßigten Vorzugspreise geliefert.

Angebote und Manuskriptsendungen sind an einen der Herausgeber,
Professor Dr. A. Alzheimer, Breslau, Auenstraße 42 oder
Professor Dr. M. Lewandowsky, Berlin W 62, Lutherstraße 21
erbeten.

Die Honorierung der Monographien erfolgt nach bestimmten, zwischen Herausgebern und Verlag genau festgelegten Grundsätzen und variiert nur je nach Höhe der Auflage.

Abbildungen und Tafeln werden in entgegenkommender Weise ohne irgendwelche Unkosten für die Herren Autoren wiedergegeben.

MONOGRAPHIEN AUS DEM GESAMTGEBIETE DER NEUROLOGIE UND PSYCHIATRIE

HERAUSGEGEBEN VON
A. ALZHEIMER-BRESLAU UND M. LEWANDOWSKY-BERLIN

HEFT 5

ÜBER DAS SINNESLEBEN DES NEUGEBORENEN

(NACH PHYSIOLOGISCHEN EXPERIMENTEN)

VON

DR. SILVIO CANESTRINI,
ASSISTENT DER NERVENKLINIK IN GRAZ

MIT 60 FIGUREN IM TEXT UND AUF 1 TAFEL

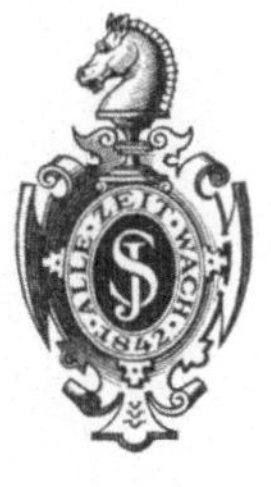

BERLIN
VERLAG VON JULIUS SPRINGER
1913

ISBN 978-3-642-50496-9 ISBN 978-3-642-50806-6 (eBook)
DOI 10.1007/978-3-642-50806-6

Vorwort.

Die Erkenntnis, daß das Studium aller Lebenserscheinungen durch ein solches von ihrer phylogenetischen und ontogenetischen Entwickelung mächtig gefördert werden muß, hat in jüngster Zeit die allgemeine und vergleichende Physiologie zu einem imponierenden Wissenszweige sich entwickeln lassen.

Auch die Erforschung der höheren nervösen (psychischen) Leistungen des Menschen wird ähnlicher Forschungswege nicht länger entbehren können. Das Verständnis für diese hochkompliziert verketteten Funktionen wird durch ein eingehendes Studium der Anfänge ihres Entstehens und ihrer allmählichen ontogenetischen Entwickelung nur gewinnen können.

Die vorliegende Arbeit soll hierzu einen bescheidenen Beitrag liefern und auf Grund exakter Versuche an dem methodisch außerordentlich schwierigen Materiale des Neugeborenen einige Ausblicke auf weitere Forschungen mit dem oben abgesteckten Ziele gewähren.

Meinem hochverehrten Lehrer, Prof. Dr. Fritz Hartmann, sage ich an dieser Stelle für die Ratschläge und die vielfache Hilfe bei der Abfassung dieser Arbeit meinen aufrichtigsten Dank.

Herrn Prof. Dr. Emil Knauer, dem Vorstande der hiesigen Gebärklinik, bin ich für die Überlassung des Säuglingsmateriales, Herrn Prof. Dr. Josef Langer, dem Vorstande der pädiatrischen Klinik, für das meinen Versuchen entgegengebrachte lebhafte Interesse, meinem Kollegen, Assistent Dr. Eduard Phleps für die gütige Durchsicht meines Manuskripts, Herrn med. Dal Trozzo, der mit Eifer und Aufopferung seiner freien Stunden mir durch zwei Jahre bei den langwierigen und ermüdenden Experimenten assistierte, zu bestem Danke verpflichtet.

Es würde mich schon mit Genugtuung erfüllen, wenn der vorliegende Beitrag das bisher wenig rege betätigte Interesse für die experimentelle Psychophysiologie des neugeborenen und sich entwickelnden Nervensystemes und die wichtigen hier zu lösenden Probleme erwecken würde.

Graz, November 1912.

Canestrini.

Inhaltsverzeichnis.

Das Gehirn des Neugeborenen ist in gewisser Beziehung ein unbeschriebenes Blatt.
Kraepelin.

Il modo di svilupparsi del cervello è così strettamente collegato con lo sviluppo dell' anima umana, che senza l'aiuto della fisiologia non può spiegarsi la psicologia del fanciullo.
Mosso.

I. Einleitung.

Eine stattliche Anzahl von Werken enthält die Literatur über die Psychologie des Neugeborenen und frühen Kindesalters, jedoch nur wenige Arbeiten gelangen über die einfache Schilderung betrachteter Erscheinungen auf Grund moderner Untersuchungsmethoden zu exakten Schlüssen darüber.

Die Tatsache, daß viele beim Säugling festgestellte Reaktionen auf äußere Reize hin nicht nur verschieden ausgelegt worden sind, sondern daß diese Reaktionen auf verschiedenen Sinnesgebieten von vielen negiert, von anderen Autoren mit apodiktischer Sicherheit als Tatsachen beschrieben wurden, hat mich veranlaßt, die Tatsachen des Sinneslebens des Säuglings in den ersten Tagen nach der Geburt auf experimentell-physiologischem Wege zu studieren; indem ich meine Aufmerksamkeit jenen physiologischen Funktionen schenkte, welche die Elemente für den Aufbau der komplexen, nervösen (geistigen) Funktionen beim Kinde darstellen dürften.

Die Kenntnis dieses Aufbaues ist noch außerordentlich dürftig und das appositive und das intussusceptive Wachstum der kindlichen Psyche ist nicht nur von größter Wichtigkeit für Psychologen und Erzieher, welche der späteren Erziehung ihre Wege weisen sollten; „um der natürlichen Entwickelung zu Hilfe zu kommen und sie ohne Zwang zu leiten, welche spontane Kräfte zu fördern, welche Gebrechen zu heilen sind". (Compayré [1]).

Ebenso wesentlich erscheint die Vertiefung unseres Wissens auf diesen Sinnesgebieten für den Arzt und wir stehen mit Neumann [2]) auf dem Standpunkte: „In der Pflege und Behandlung des kranken Kindes von jedem Alter, hat das psychische Moment eine große Bedeutung. Leider ist die Kenntnis des kindlichen Seelenlebens bei Arzt und Pflegerin oft nicht genügend vertieft."

Für die früheren Autoren war das objektive Studium der kindlichen Mimik der Ausgangspunkt zur Beurteilung von Lust- oder Unlustaffekten als Folge der verschiedenen Reize, die den Neugeborenen treffen, nachdem er sofort nach der Entbindung mit einem Schrei seine Existenz im Kampfe des Lebens behauptet hatte. Und wie Kußmaul es als sehr schwierig betrachtete, die Seele sprachloser Naturwesen aus den mittelbaren Bewegungen zu erschließen, da die einen und dieselben Bewegungen ebenso seelisch als

[1]) Compayré, Entwickelung der Kindesseele. Intern. Bibliothek für Pädagogik. Altenburg 1900.

[2]) Neumann, Pfaundler und Schloßmann, Lehrbuch der Kinderheilkunde. Leipzig 1906.

mechanisch bedingt sein können (Probst[1])), ebenso ungenügend ist die bloße Betrachtung der kindlichen Mienenspiele und Bewegungen.

„Daß wir uns nach dem Gesichtausdrucke, nach den Gesten, Handlungen, Worten und anderen objektiven Erscheinungen der neuropsychischen Tätigkeit eines Menschen ein genaues Bild von seinen subjektiven Erlebnissen machen können, ist ein großer Irrtum, den man einsehen sollte." (Bechterew[2])). Was für den Erwachsenen gilt, gilt auch für das Kind und es wird ja zur Genüge einleuchtend sein, daß bei dem noch unvollkommenen Nervensysteme des Kindes, seine dürftigen mimischen Spiele, seine Bewegungen und die wenig Abwechselung mit sich führenden kindlichen Laute, nicht ein vollkommenes Spiegelbild der Kindesseele sein können, denn in diesem Falle wäre es unmöglich, die von den verschiedenen Autoren sich widersprechenden Angaben zu verstehen. Die spärlichen mimischen Spiele beim Säugling zeigen wenige Nüancen und müssen als grobzügig bezeichnet werden. Der Grund hierzu dürfte in der überwiegenden Ausbildung der niederen Hirnteile zu suchen sein, die bei der Geburt schon funktionsfähig sind; darunter sind die großen basalen Ganglien gemeint, die unter anderem zum Hervorbringen der groben mimischen Züge dienen, während die Aufgabe der Hirnrinde, die groben mimischen Leistungen zu hemmen und zu regulieren, mangels der Entwickelung der Willkürbahnen noch nicht geleistet werden kann.

Dasselbe bemerken wir auch bei verschiedenen Erkrankungen der Großhirnhemisphären bei Erwachsenen, bei denen die feineren mimischen Komponenten infolge Erkrankung der Bahnen geschwunden sind, denen die Aufgabe zufällt, von der Hirnrinde die Impulse für die feineren Variationen der Gesichtszüge zu senden und darunter insbesondere auch Hemmungsimpulse an dieselben zu fördern.

Das Zwangsweinen des Apoplektikers ist eine physiologische Leistung des kindlichen Gehirns und wird beim Erwachsenen (Pseudobulbärparalyse) durch Zerstörung von Bahnen wieder ausgelöst, die beim Säugling als Hemmungsbahnen noch nicht in Funktion getreten sind.

Nicht nur Ärzte und Biologen, wie Darwin[3]), Romanes[4]), Preyer[5]), Paola Lombroso[6]) u. a. haben die kindliche Seele zum Gegenstand ihres Studiums gemacht, auch Philosophen, von denen Kant[7]) Rousseau[8]) Compayré[9]), Tolstoi[10]) und George Sand hervorzuheben sind, haben das Kind in der Wiege psychologischer Untersuchung zugeführt und es sind ausgezeichnete Monographien über dieses interessante Thema entstanden.

---

[1]) Probst, Gehirn und Seele des Kindes. Sammlung von Abhandlungen aus dem Gebiete der pädagogischen Psychologie und Physiologie VII. 2. 3.

[2]) Bechterew, Objektive Untersuchungen der neuro-psychischen Tätigkeit. Amsterdam 1908.

[3]) Darwin, Biographische Skizzen eines Kindes. Kosmos 1877.

[4]) Romanes, Geistige Entwickelung beim Menschen. Leipzig 1883.

[5]) Preyer, Die Seele des Kindes. Leipzig 1895. — Ders., die geistige Entwickelung in der ersten Kindheit. Leipzig 1893.

[6]) Paola Lombroso, Saggi di psicologia del bambino. Torino 1893.

[7]) Kant, Über Erziehung. Leipzig 1839.

[8]) Rousseau, Geständnisse. Riga 1782.

[9]) Tolstoi, Kindheitserinnerungen. Berlin 1900.

Als ich bei einem Neugeborenen die Hand auf die große Fontanelle setzte, und die Pulsation des Gehirnes unter meinen Fingern deutlich fühlte, war dies für mich der Anstoß, den Hirnpuls an dieser Stelle graphisch zu registrieren und anschließend an die Untersuchungen von Lehmann, Berger, Weber, Brodmann u. a. auch beim Säugling den Zusammenhang zwischen den Erscheinungen am Hirnpulse und den auf mechanischem, optischem oder akustischem etc. Wege applizierten Reizen zu kontrollieren.

Außerdem mußten dann auch die einzelnen Respirationsphasen berücksichtigt werden um den Beweis zu erbringen, daß viele Hirnpulsschwankungen von der Respiration unabhängig waren oder zum Teil in nicht gesetzmäßiger Beziehung standen.

Zum Beweise hierfür, wie ungenügend der bloße Anblick des Kindes für die Erkenntnis der feineren Grundlagen des primitiven Seelenlebens ist, sei die folgende Tatsache angeführt.

Es ist mir geglückt, zu beobachten, daß bei einem schlafenden Säuglinge auf akustische Reize (die Töne einer primitiven Trompete) hin, die Hirnpulse zunahmen und die einzelnen Respirationsphasen abnahmen, während das Kind aus dem Schlafe nicht geweckt wurde und auch sonst kein äußeres Zeichen sichtbar war, daß das Gehörorgan meiner kleinen Versuchsperson reagiert hätte.

Es ist nicht nur psychologisch interessant, die Triebe des Säuglings, die sofort nach dem ersten Atemzuge einsetzen, genauer zu studieren, sondern es ist auch von fundamentaler Wichtigkeit, bei diesem großhirnlosen Wesen, wie in Anlehnung an die Anschauungen Meynerts und Antons Probst[1]) vortrefflich den Neugeborenen genannt hat, genau zu studieren, wie die Sinnesorgane unter der Herrschaft der primitiven und ontogenetisch zunächst entwickelten Hirnteile stehen und bei der Entwickelung der komplexen Großhirnleitungen allmählich in den Dienst eines vollendeten Nervenorganismus treten.

[1]) Probst, Gehirn und Seele des Kindes. Sammlung von Abhandlungen aus dem Gebiete der pädagogischen Psychologie und Physiologie. VII. 2. 3.

II. Allgemeines zum Gehirnzustande des Säuglings.

1. Über Anatomie und Psychophysiologie des Säuglingsgehirns.

In dem Maße, als das Säuglingsgehirn noch nicht entwickelt und seine morphologischen Bestandteile, besonders diejenigen, denen die Aufgabe zufällt, die höheren (psychischen) Leistungen hervorzubringen, noch nicht definitiv differenziert sind, sind auch die Leistungen des kindlichen Gehirnes primitive.

Das Säuglingsgehirn zeigt nach Eröffnung der Schädelkapsel wenig eigenartiges. Die Lage und grobe Form desselben entsprechen denjenigen des Erwachsenen.

Es ist hier nicht der Platz, eine genaue histologische Darstellung des zentralen kindlichen Nervensystems folgen zu lassen und wir wollen nur die Hauptmerkmale hervorheben, wodurch das Gehirn des Kindes sich von dem des Erwachsenen unterscheidet.

Gegenüber dem reifen Cerebrum charakterisiert sich das kindliche durch einen Quellungszustand. Nach Bauer und Ames [1]) quillt die Hirnrinde Neugeborener weniger als die graue und weiße Substanz des Erwachsenen, was auf den großen Wassergehalt des kindlichen Gehirnes zurückzuführen ist, oder, wie u. a. Anton (nach Probst [2])) sich ausdrückte scheint das Säuglingsgehirn in einem Entzündungszustande sich zu befinden. Diese wird durch die Wucherung des zelligen Elementes, besonders der Neurogliasubstanz hervorgebracht, ferner soll auch das Aussprossen von Achsenzylindern nicht außeracht gelassen werden. Nach Probst ist der große Überfluß an kettenartigen und rosenkranzartigen Elementen charakteristisch.

Diese Anschwellungen sind nach demselben Autor äußerst spärlich in den Gehirnen von einjährigen Kindern, hingegen häufiger beim fünfmonatlichen Kinde und sehr zahlreich beim Neugeborenen. Nach Megini und Arborio sind diese Elemente als Zellen aufzufassen, die in der Entwickelung begriffen sind. Auch die schon als Ganglienzellen erkennbaren zeigen einen großen Unterschied von solchen des Erwachsenen.

Analog dem Umstande, daß der menschliche Neugeborene das unbeholfenste Wesen nach der Geburt ist, ist auch sein Nervensystem gegenüber dem Niveau desjenigen von vielen Lebewesen unterentwickelt. Die relative Größe des Säuglingsgehirnes ist dabei eine auffallende Tatsache und daß trotzdem die Funktionen desselben äußerst primitiv sind, ist nur dem embryo-

---

[1]) Bauer und Th. Ames, Studien über Quellung von Nervengewebe. Arbeiten aus dem Neurologischen Institut an der Wiener Universität 1911.

[2]) Probst l. c. Diese Arbeit Seite 2.

nalen Zustande seiner Elemente zuzuschreiben. Nach Mies steht das Verhältnis des Hirngewichtes zu dem des gesamten Körpers wie 1 : 5, nach Ziehen dagegen wie 1 : 7,5—8,5, während bei den Erwachsenen die von Thurmann angebenen Zahlen 1 : 31,9 für die Frau und 1,33 für den Mann sind. In Fig. 1,

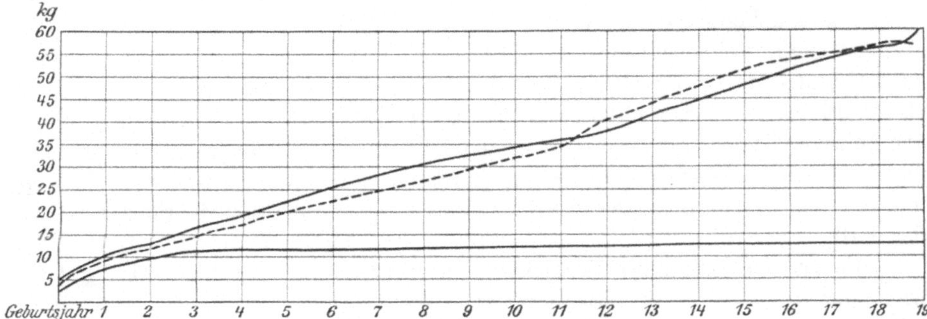

Fig. 1. Längenwachstum bei Knaben (—), bei Mädchen (----). Die untere Linie stellt das Hirngewicht, zehnfach vergrößert, dar.

Seite 5, die aus zwei Abbildungen des Handbuches der Kinderheilkunde von Pfaundler und Schloßmann zusammengestellt wurde, erscheint das Verhältnis zwischen dem Wachstum des Gehirnes und demjenigen des übrigen Körpers dargestellt. Nach dem 4. Lebensjahre nimmt dann das kindliche

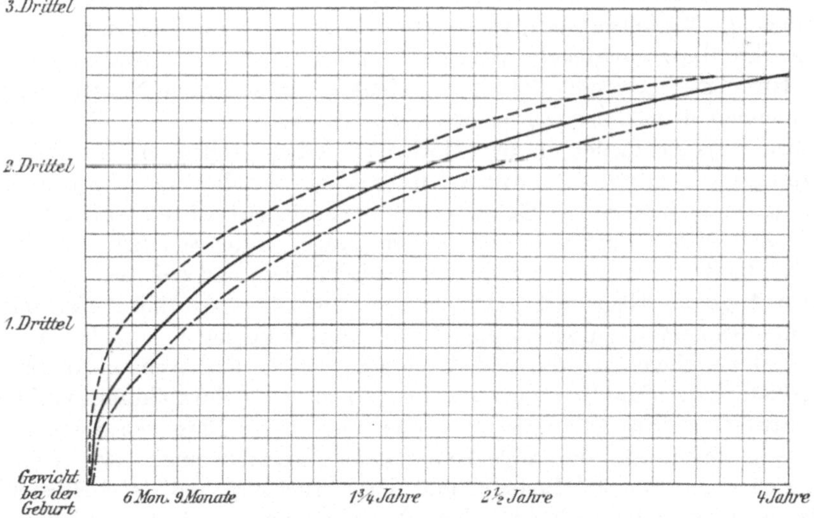

Fig. 2. Wachstum des Gehirnes und seiner Teile in den ersten 4 Jahren. Nach Pfister.
— Gesamthirn, ---- Kleinhirn, —·—·— Großhirn.

Gehirn nur um 150 g bis zum endgültigen Wachstum zu. Pfister gibt als Zahlen für das Gehirn des männlichen Säuglings 370 g und 350 g für den weiblichen Neugeborenen an. Dieses Gewicht steigt dann rapid in den ersten Lebensjahren und erreicht beim reifen Manne annähernd 1400 g, bei der Frau 1275 g.

Sehr lehrreich ist auch die Fig. 2, S. 5 aus dem Handbuch von Pfaundler und Schloßmann entnommen, nach welcher das Kleinhirn im Verhältnis zum Großhirn nach der Geburt in größerem Maße wächst. Dies ist mit der größeren Inanspruchnahme des Kleinhirns als Organ des Gleichgewichtes und der koordinierten Bewegungen beim Auftreten des Gehaktes zu erklären.

Das Rückenmark dagegen ist bei der Geburt, ausgenommen die Pyramidenstränge, völlig entwickelt. Die sensible Bahn, die in Schaltstationen zur Großhirnrinde führt, ist zur Zeit der Geburt bereits markhaltig (Probst [1]). Es ist das Rückenmark phylogenetisch älterer Abkunft als das Gehirn. Wenn der Achsenzylinder und die Elemente der Zellen bei der Geburt noch lange nicht ihre Vollentwickelung erreicht haben, so ist das in höherem Grade vom Nervenmarke, dem nach Wagner die Aufgabe zufällt, als Isolator tätig zu sein, der Fall.

Es ist das besondere Verdienst Flechsigs [2]), die myelogenetische Entwickelung des Gehirns in äußerst genauer Weise studiert zu haben. Flechsig teilte die Felder beim Fortschritte der Ummarkung, wie es sich bei Gehirnen des Fötus und des Neugeborenen vollzieht, in 36 Gebiete. Westphal fand viele individuelle anatomische Verschiedenheiten bei Nerven von Neugeborenen.

Daß die Markscheide eine wesentliche Rolle in der Funktion der Nerven spielt, erhellt nicht nur aus physiologischen Betrachtungen, sondern auch die Pathologie lehrt, daß der Nerv ohne Markscheide mehr oder weniger an Leistungsfähigkeit einbüßt.

Von den Hirnnerven weist der Hypoglossus schon im vierten Fötalmonate einige Markfasern auf, während die anderen Hirnnerven erst im fünften Monate ihr Mark entwickeln (Probst). Nach Westphal sind die motorischen Hirnnerven bei der Geburt markhaltig, die sensiblen Nerven dagegen, ausgenommen den Akustikus, erscheinen marklos.

Am meisten zurück in der Markentwickelung sollen die distalen Teile des Optikus sein (Probst). Äußerst interessant sind die Versuche von Held, der neugeborenen blinden Tieren durch verschiedene Mittel ein Lid durch längere Zeit öffnete und dabei das andere Auge geschlossen ließ. Er konnte dann bei der Untersuchung der Sehnerven feststellen, daß das dem Lichte ausgesetzte Auge im Gegensatz zum anderen Auge eine deutliche Markbildung längs des Sehnerven aufwies. Auf Grund dieser Versuche und der Arbeiten von Flechsig gingen Held [3]) und Ambron so weit, daß sie einem Nerven oder Hirngebiete eine Funktion zuerkannten, wenn eine Markbildung vorhanden war. Später erklärte Flechsig auch das funktionelle Eintreten der einzelnen Sinne auf Grundlage der myelogenetischen Entwickelung. Am frühesten sollen sich nach ihm der Tastsinn und der Geruchsinn und am spätesten der Gehörsinn entwickeln. Die optischen Wahrnehmungen sollen vor den akustischen auftreten. Inwieweit unsere Versuche mit den Angaben von Flechsig, Held und Ambron auf Grund der physiologischen Experimente in Einklang zu bringen sind, werde ich in den nächsten Kapiteln auseinander setzen.

---

[1]) Probst l. c.

[2]) Flechsig, Einige Bemerkungen über die Untersuchungsmethoden des Gehirnes, besonders des Menschen. Arch. f. Anat. u. Physiol. 1905.

[3]) Held, Entwicklung des Nervengewebes bei den Wirbeltieren. 1909.

Eigentümlich für die Physiologie des Nervensystems beim Säuglinge erscheint die Tatsache, als die Nervenstämme und die Muskeln zur Erregung mittelst elektrischen Stromes viel stärkerer Induktionsströme bedürfen als beim Erwachsenen. Diese Tatsachen, sowie die Unempfindlichkeit der Neugeborenen gegen starke elektrische Ströme fand Flechsig im Jahre 1886.

Von allen Forschungsgebieten, welche die moderne Wissenschaft erschlossen hat, sagt James Sully, ist keines anziehender als die Psychologie des Kindes.

Dieses Thema hat nicht nur einen theoretischen, sondern auch einen praktischen Wert. Die Schwierigkeit des Studiums der komplizierten nervösen (psychischen) Leistungen des erwachsenen Gehirnes, sowohl des gesunden als des erkrankten, erheischt dringend die Kenntnis des allgemeinen Aufbaues von den einfachen zu den komplizierten Leistungen und es steht zu erwarten, daß die Kenntnis der Entwickelung der nervösen Leistungen im Säuglings- und Kindesalter hier eine bedeutende Hilfe für das Verständnis der Großhirnfunktionen des Erwachsenen schaffen wird. Als Rousseau ausrief: „Wir kennen die Kinder nicht", so wollte er mit diesem Rufe die Aufmerksamkeit und das Studium der Menschheit auf das interessante Kapitel der kindlichen Seele lenken.

Es ist aus dem Spiele zwischen Wirkung und Rückwirkung, zwischen Reizen und allmählichem Reagieren und Anpassen an dieselben wenigstens im Groben zu ersehen, daß aus dem primitiven Gehirne des Säuglings, welches zunächst hauptsächlich vegetative Funktionen verrichtet, allmählich der Aufbau der psychischen Leistungen sich entwickelt. „Der Ursprung aller äußeren psychischen Erscheinungen ist ohne Zweifel in Außenwirkungen zu suchen, die unsere perzipierenden Oberflächen und Organe in Reizungszustand versetzt" (Bechterew).

Ein Blick auf die Anschauungen früherer Zeit zeigt, daß dieser heute einfach und selbstverständlich klingende Satz und die darin enthaltene grundlegende Anschauung von der Art der Entwickelung der psychischen Leistungen beim Kinde noch bis in neuere Zeit hinein keineswegs Gemeingut selbst wissenschaftlich ernst zu nehmender Forscher gewesen ist, so behauptet Ribot:

„Das Kind habe vor der Geburt gedacht und gewollt" [1]). Ebenso spricht Malebranche von einer Seele des Kindes, die sozusagen von allem Anfange an fertig sei, und glaubt deswegen, daß das Kind im Mutterleibe dieselben Gefühle und dieselben Eindrücke habe, wie seine Mutter! (Zit. nach Compayré: Entwickelung der Kindesseele.) De Frarière sagt: Die Wirkung der im Mutterleibe empfangenen Eindrücke soll sich auf alle Fähigkeiten des Kindes ausdehnen, und die Mütter, welche Musik gespielt, sollen großartige Musiker geboren haben!

Andererseits gibt es Philosophen, die im Sinne dogmatischer Erwägungen das Studium der Psychologie des Kindes als eine „gottlose Indiskretion" an-

[1]) Ribot, De l'Hérédité. 1906.

sahen, sich hinter die Schranken des Aberglaubens verbarrikadieren und das Anathema über diejenigen schleudern, welche es sich zur Aufgabe gemacht haben, die Allmählichkeit des Infunktiontretens des kindlichen Hirnes zu vertreten. Auch wenn bei den Kindern alles flüchtig und unbestimmt [1]) ist, so ersieht man doch bei der objektiven Betrachtung der gewöhnlichen Reaktionen eines Säuglings, und noch mehr aus meinen graphischen Aufzeichnungen, daß ein gewisser Rhythmus der Reaktion besteht, welche Erscheinung gewisse Schlüsse gestattet. Von komplizierten „Handlungen", „Denken und Wollen" kann beim Säugling nicht die Rede sein, nur die einfache und automatische Reflextätigkeit und der Instinkt sind die Träger seiner nervösen Funktionen „Der Instinkt ist eine dunkle und unvollendete Form des Willens" [2]). Wie das Ei das Entwickelungsprinzip des künftigen Körpers enthält, beherbergt später das Säuglingsgehirn [3]) das geistige Prinzip in einem Keimzustande und aus diesem entsteht das vollendete Organ der menschlichen Psyche.

Unter Empfindung ist nach Romanes das durch einen Reiz hervorgerufene Gefühl, auch wenn keine Wahrnehmung vorhanden ist, zu verstehen.

Die Sinne, die die Empfindung zu leiten haben, sind beim Säugling noch nicht ausgebildet, und wenn nach Preyer jede Sinnestätigkeit vierfach ist, so sind nach diesem Autor beim Neugeborenen hiervon die Nervenerregungen und Empfindungen vorhanden, es fehlen die Wahrnehmungen und die Vorstellungen. Auch beim Erwachsenen spielt noch der Automatismus eine entscheidende Rolle, insbesondere bei motorischen Entäußerungen. Das Husten, das Gähnen und viele Abwehrbewegungen entstehen ohne einen Willensimpuls zur Auslösung dieser Handlung und häufig gehen motorische Effekte des Erwachsenen auch ohne subjektive Wahrnehmung vor sich.

Beim Säuglinge stehen diese unwillkürlichen Handlungen im Vordergrund und sind Hauptfaktoren zum Studium der Funktionen des Säuglingsgehirnes. Beim kindlichen Gehirne fehlt die reflexhemmende Wirkung des Großhirnes, deswegen charakterisieren sich die Bewegungen des Kindes und viele Erscheinungen, die mit demselben verbunden sind, durch die Ausgiebigkeit und Größe derselben.

Dieser Zustand ist auch bei den Erklärungsversuchen für die Ätiologie der Spasmophilie beim Neugeborenen beachtet worden.

Lehrreich sind die Experimente von Soltmann, der durch die Hemisphärenabtragung bei neugeborenen Tieren, nach welcher keine Motilitätsstörung auftrat, feststellen konnte, daß die motorischen Rindenregionen beim tierischen Säugling noch keinen Einfluß auf die Motilität nehmen.

Was die kindlichen Muskelbewegungen betrifft, so sind sie von Preyer eingehend studiert und in impulsive Bewegungen, in Reflexbewegungen, in Instinktbewegungen und in vorgestellte Bewegungen eingeteilt worden.

Die impulsiven Bewegungen sollen durch nutritive und andere physiologische Prozesse in den motorischen Zentren niederster Ordnung zustande kommen.

---

[1]) Necker de Saussure, L'Éducation progressive. 1864. 2. Bd.
[2]) Tanzi, Malattie mentali. Milano 1905.
[3]) „Seine Seele ist in Wahrheit noch gar nicht geboren" (Oppenheim).

Die Reflexbewegungen entstehen durch eine periphere Erregung und es muß eine zentripetale Bahn den Impuls zum Zentralnervensystem und von diesen durch eine zentrifugale Bahn zur motorischen Entladung führen.

Die Instinktbewegungen bedürfen zum Unterschiede der zwei vorher beschriebenen Bewegungsarten noch eines höheren sensorischen Zentrums. Es muß zuerst eine Empfindung und dann ein Gefühl diese Bewegung zustande kommen lassen (Preyer). Die Mechanismen für diese Bewegungen sind ein Erbteil der Vorfahren und verdanken einem primitiven Gedächtnis ihre Entstehung [1]).

Die Großhirnrinde ist an dem Entstehen dieser Bewegungen nicht beteiligt. Daß nicht alle Bewegungen des Säuglings reflektorisch sein können, geht daraus hervor, daß der eben geborene Mensch eine geringe Reflexerregbarkeit besitzt als der Säugling später zeigt, und sich trotzdem lebhaft bewegt. Die vorgestellten Bewegungen fallen natürlich beim Säugling weg (Preyer).

Man darf aber nicht die Impulsiven, Reflex- und Instinktbewegungen als etwas nur Automatisches ansehen, nach Art des Druckes auf einen elektrischen Knopf und Klingen der Glocke. Und wenn Compayré[2]) sagt: „Verzichten wir darauf, einen kleinen Menschen zu suchen, wo noch nichts als ein Automat ist", so entspricht dies nicht dem richtigen Verhalten des Säuglingslebens, denn bei einem Automaten müßte der Effekt den Ursachen entsprechen und es wäre eine Vervollkommnung ausgeschlossen (Hartmann). Nach unseren Kurven konnten wir jedoch beobachten, daß dieselben gehäuften Reize oft eine allmähliche Anpassung und Abstumpfung der Reaktion beim Kinde zur Folge haben und weiters, daß oft derselbe Reiz bei derselben und auch bei verschiedenen Versuchspersonen ein ganz anderes Verhalten der Reaktion zeigt. Es sind also noch andere Faktoren vorhanden, die den Automatismus beeinflussen. Nur so ist es auch erklärbar, daß aus niederen, reflektorischen, automatischen und instinktiven Leistungen allmählich höhere psychische Vorgänge sich entwickeln.

Ich war leider bis jetzt noch nicht in der Lage, meine physiologischen Versuche auf idiotische Säuglinge auszudehnen, da mir ausgesprochener Idiotismus im Säuglingsalter nicht zur Verfügung stand.

Es wurde vielfach vollständiges Ausbleiben der Koordination bei den Bewegungen oder hartnäckige Unbeweglichkeit bei idiotischen Säuglingen beobachtet (Compayré).

Was das Affektleben des Säuglings betrifft, so ist bekannt, daß die Unlustaffekte gegenüber den Lustaffekten hervortreten.

„Ein großes Interesse gewährt in einzelnen Punkten die Beobachtung neugeborener Kinder, namentlich wegen der relativ großen Einfachheit der Verhältnisse, der Alleinherrschaft der Affekte ohne Einmischung oder Störung von seiten des Verstandslebens und wegen der in diesem Lebensalter natürlichen Reinheit der Erscheinungen von Beimischungen angelernten, konventionellen Ausdruckes der Affekte. In gewissem Sinne gilt das auch für das

[1]) Vgl. Hering, „Das Gedächtnis als eine allgemeine Funktion der organisierten Materie." Leipzig, aus Ostwalds Klassiker der exakten Wissenschaft.

[2]) Compayré, l. c.

Studium der Affekte bei Naturvölkern, wo sie ja auch oft besonders stark und unmittelbar zum Ausdrucke kommen. Andererseits treffen wir bei Neugeborenen, wie bei wilden Völkern, natürlich in erheblichem Grade dieselben Schwierigkeiten wie bei Beobachtungen an Tieren, die nämlich, welche aus der Unsicherheit unseres psychologischen Verständnisses stammen, das eine notwendige Folge der mangelnden sprachlichen Mitteilung von seiten des Beobachtungsobjektes ist." (C. Lange [1])).

Was das Schreien betrifft, so ist es allgemein bekannt, daß dies oft als das erste Lebenszeichen des Säuglings nach außen hin gilt. Das Weinen soll vor der dritten Lebenswoche nicht eintreten und später entwickelt sich das Lächeln in der sechsten bis achten Woche (Champney), in der siebenten und neunten Woche (Darwin) und der siebenten und zehnten Woche (Sigismund). Bei meinen Versuchspersonen konnte ich nie das Weinen oder Lächeln beobachten, da ich meine Studien mit Säuglingen vom 1. bis zum 14. Tage anstellte.

Von einem furchtähnlichen Affekte kann man beim Neugeborenen nicht sprechen. Wie bei vielen Tieren, zeigt auch der Säugling infolge angeborener Mechanismen eine große Abneigung gegen verschiedene Sinneseindrücke. Daß dies auch bei Tieren angeboren ist, geht z. B. daraus hervor, daß die jungen Spatzen, die, sobald sie das Nest verlassen können, in Gegenden, in denen man den Sperlingen ruhig ihr Dasein fristen läßt, eine viel geringere Furchtsamkeit gegen den Menschen an den Tag legen, als in solchen, in denen die Spatzen als Jagdgegenstand dienen. Ich konnte unter anderem einmal ein einjähriges Kind beobachten, welches beim ersten Anblicke einer Eidechse in einem Garten lebhaft zu schreien anfing, obwohl es sonst nie in seinem Verhalten eine größere Furchtsamkeit als seine Altersgenossen zeigte.

[1]) C. Lange, Die Gemütsbewegungen, ihr Wesen und ihr Einfluß auf körperliche, besonders auf krankhafte Lebenserscheinungen. Würzburg 1910.

2. Über die Bewegungen des Säuglings.

„Unsere seelischen Leistungen werden ja vorwiegend durch motorische Aktionen der gesamten Körperperipherie nach außen weiter gegeben und verwertet“ (Hartmann[1])).

In diesem Sinne erscheint ein genaues Studium und eine darauf basierte Kenntnis der Bewegungsvorgänge des Säuglings und ihrer Ursachen und Mechanismen auch verheißungsvoll für die Kenntnis des Aufbaues seiner seelischen Leistungen.

Ungefähr in der 12. Woche der Gravidität sind die ersten Bewegungen des Fötus bemerkbar. Näheres und sichereres über ihr Zustandekommen und ihre Bedeutung wissen wir nicht. An Embryonen des Huhnes konnte Preyer schon am 12. Tage Reflexbewegungen auslösen. Daß aber an den Bewegungen des menschlichen Fötus das Großhirn kaum nennenswerten Anteil hat, geht unter anderem auch daraus hervor, daß das menschliche Gehirn zu dieser Zeit (das Telencephalon) aus den zwei wenig differenzierten primären Vorderbläschen besteht und ferner aus dem Umstande, daß auch hirnlose Früchte sich bewegen. Das Rückenmark scheint zunächst die Bewegungen während des intrauterinen Lebens hervorzubringen.

So lange aber der Fötus im Mutterleibe eingeschlossen ist, werden seine Bewegungen durch das Fruchtwasser und die Uteruswand gehemmt. Nach der Geburt tritt sofort eine lebhafte Motilität auf.

Die älteren Autoren, darunter Kant[2]) erblicken in dem Schreiakte des Ebengeborenen die Klage des Geschöpfes, das in die Welt geschleudert wurde, um hier zu leiden“. „Wir geben gerne Kant zu, daß der Zweck der Natur hier ziemlich dunkel und die Nützlichkeit des ersten Schreies schwer zu entdecken sei, aber wir vermögen es nicht mit ihm als Ausdruckszeichen der Unzufriedenheit eines schwachen Wesens anzusehen, das sich gegen seine Ohnmacht ereifert.“ Compayré.

Preyer faßt den ersten Schrei des Neugeborenen als eine reine Reflexwirkung auf und sagt: „Viele meinen zwar, es habe das Wimmern und Schreien des Ebengeborenen eine höhere psychische Bedeutung.

Derartige Auslegungen scheitern aber an der Tatsache, daß auch Neugeborene, denen das Gehirn fehlt, schreien und manche gesunde Neugeborene beim Eintritt in die Welt nicht schreien, sondern niesen. In beiden Fällen muß eine periphere Erregung, etwa die plötzliche Abkühlung und die Reibung des Rückens den exspiratorischen Reflex verursachen. Ein ohne Gehirn geborenes Menschenkind ließ rauhe Töne hören, als ich ihm den Rücken rieb und neugeborene Säugetiere lassen mit derselben maschinenmäßigen Regelmäßigkeit, wie der enthirnte Frosch

---

[1]) Hartmann, Beiträge zur Apraxielehre. 1907.

[2]) Kant, Über Pädagogik. Leipzig 1839.

ihre Stimme hören, wenn man nur den Rücken streichelt. Viele Tiere schreien während ihrer Geburt und sogleich nach derselben. Namentlich blöken die Kälber oft schon während ihrer Geburt. Ziegen schreien oft sogleich nach derselben."

Ich werde im folgenden eine Schilderung der verschiedenen Arten von Bewegungen des Säuglings geben, wie sie Preyer ungefähr beschreibt.

1. Impulsive Bewegungen. Diese sollen als der einfachste, ontogenetisch zuerst auftretende Typus von Bewegungen ohne periphere Erregung ausschließlich durch die in den motorischen Zentren niederster Ordnung stattfindenden und sonstigen physiologischen Prozesse verursacht werden. Um dies sich zu erklären, nimmt man an, daß bei der Bildung der motorischen Ganglienzellen im Rückenmarke sich eine gewisse Qualität potentieller Energie ansammelt, welche durch den Blut- oder Lymphstrom. mit der zunehmenden Gewebsspannung leicht in aktuelle Energie umgesetzt wird. Um diese Bewegungen richtig zu würdigen und zu beweisen, daß nicht alle Bewegungen des Neugeborenen reflektorisch sein können, führt Preyer die Tatsache an, daß in früheren Entwickelungsstadien der Tiere keine Reflexbewegungen hervorgerufen werden können, während Bewegungen des Rumpfes regelmäßig aus inneren Ursachen schon früher stattfinden. Der eben geborene Mensch hat sogar eine geringere Reflexerregbarkeit als der Säugling später zeigt und bewegt sich doch lebhaft.

Diese Bewegungen, die wir auch bei den Erwachsenen, speziell nach dem Schlafe vorfinden (Darwin), können der Entladung einer elektrischen Batterie verglichen werden, nach einem Überschuß von akkumulierter Energie. Diese Bewegungen sind von Sully als random meuvements geschildert worden.

II. Reflexbewegungen. Dieselben erfordern eine zentripetale Bahn, die eine sensorische Leitung durch eine Verbindung im Rückenmark zur motorischen Entladung den zentrifugalen Reiz führt. Diese Bewegungsäußerungen treten bei Embryonen höherer Tiere erst auf, nachdem sensorische und motorische Zentren durch das Rückenmark in Kontakt gebracht werden. Durch Zuleitung von Großhirn können diese Bewegungen später zum Bewußtsein kommen, obwohl bei ihrer Entstehung das Großhirn keinen Anteil nimmt. Die Reflexbewegungen kennzeichnen sich nach Bain [1]) durch die Abwesen heit dessen, was den willkürlichen Handlungen eigentümlich ist, nämlich des Anreizes eines leitenden Gefühles.

Die Reflexerregbarkeit eines Neugeborenen ist bei allen ceteris paribus eine ziemlich gleichmäßige, jedoch wird sie durch den jeweiligen Zustand des Säuglings merkbar beeinflußt. Es ist z. B. eine Tatsache, daß im Hungerzustand auf Berührung und andere Reize der Säugling in stärkerem Maße reagiert als im gesättigten Zustande.

III. Instinkt-Bewegungen. Diese setzen das Vorhandensein von gewissen Sinneseindrücken und von dreierlei Zentren, die miteinander in Verbindung stehen, voraus. Niedere sensorische, höhere sensorische und niedere motorische Zentren müssen zusammen wirken, um eine Instinktbewegung auszuführen. Diese entsteht nur, nachdem zuerst eine Empfindung und dann ein Gefühl, das den motorischen Impuls lieferte, vorausgegangen ist.

---

[1]) Bain, The senses and the intellect.

Jedoch ist die Ausbildung der Großhirnrinde, sogar des ganzen Großhirnes, für die meisten Instinktbewegungen nicht erforderlich. Alle Instinktbewegungen haben ein Ziel, sind aber als solche, ehe und während sie stattfinden, unbewußt und sind alle erblich. Wenn also ein Mensch oder ein Tier eine Bewegung vollzieht, welche von den Vorfahren niemals ausgeführt worden ist, dann kann dieselbe nicht instinktiv sein. Dieses dient zur Unterscheidung von anderen Bewegungen, wobei aber zu bedenken ist, daß viele Bewegungen des Kindes von den Vorfahren ausgeführt worden sein können, welche nicht instinktiv sind. Die ideomotorischen Bewegungen Hypnotisierter sind instinktive Bewegungen, welchen das Merkmal der Erblichkeit fehlt.

Die instinktmäßigen Bewegungen sind koordiniert und laufen auf ein bestimmtes Ziel hinaus; sie unterscheiden sich von den Reflexbewegungen dadurch, daß sie ihren Ursprung nicht einer oberflächlichen Erregung von außen, sondern in der Tiefe unseres Wesens in vererbten Gewohnheiten oder in den eingeborenen Tendenzen der Menschennatur haben (Compayré).

Nach Herbert Spencer[1]) besteht der Instinkt aus zusammengesetzter Reflextätigkeit. Dieser Definition antwortet Romanes mit der Tatsache, daß, wenn das Kind künstlich ernährt und nicht an die Brust gelegt wird, es bald die Fähigkeit, die Brust zu nehmen, verliert. Ebenso hört ein Hühnchen nicht mehr auf den Ruf der Mutter, wenn es denselben nicht in den ersten 8—9 Tagen seines Lebens vernahm.

Deshalb definiert Romanes den Instinkt „eine Reflextätigkeit, in die ein Bewußtseinselement hineingetragen ist".

Die Instinktbewegungen sind modifizierbar.

Interessant sind die Umwandlungen des Instinktes auch beim Tiere und führe ich als Beispiel eine von Romanes[2]) erzählte Anektode an: „Vor einigen Jahren führte mich der verstorbene Hon. Maxwell von Terregles in seinen Stall, um mir eine Katze zu zeigen, die gerade eine Familie von fünf Ratten aufzog. Die Katze hatte einige Wochen vorher fünf Junge geworfen, drei davon waren bald nach der Geburt beseitigt worden; am Tage darauf fand man, daß die Alte ihre verlorenen Kätzchen durch drei junge Ratten ersetzt hatte, die sie mit den übrig gebliebenen zwei eigenen Kindern ernährte. Wenige Tage später wurden ihr auch die beiden letzten genommen, worauf sie alsbald dieselben durch zwei andere Ratten ersetzte; zu der Zeit als ich sie sah, rannten die jungen Ratten die in einem kleinen Stall gehalten wurden, munter herum und hatten etwa ein Drittel ihrer Größe erreicht. Die Katze war gerade abwesend, kam aber zurück, noch ehe wir den Stall verließen, sie sprang rasch über den Zaun in den Stall und legte sich nieder; ihre seltsamen Schutzbefohlenen rannten sofort unter sie und begannen zu saugen. Was diesen Fall noch merkwürdiger erscheinen läßt, ist, daß die Katze stets als eine außergewöhnlich gute Rattenfängerin galt."

Einen ähnlichen Fall von Instinktstörung kam mir vor einigen Jahren zur Beobachtung: Ich sah öfters in einem Haus eine Katze über einem Käfig, der zwei Turteltauben enthielt, ihr Mittagschläfchen halten.

Das schönste Beispiel der Modifizierbarkeit des Instinktes beim Tiere bietet die Dressur.

Die Anschauung Spencers, daß die instinktiven Tätigkeiten aus zusammengesetzten Reflexhandlungen hervorgehen und ihrerseits in intelligente Tätigkeiten übergehen, beantwortet Romanes folgendermaßen: „Niemand wird

---

[1]) Spencer Herbert, Die Prinzipien der Psychologie. Stuttgart 1882.

[2]) Romanes, Geistige Entwickelung beim Menschen. Leipzig 1893.

das Niesen oder die durch Kitzel hervorgerufenen Konvulsionen für Beispiele von instinktiven Handlungen halten, dennoch sind dies höchst zusammengesetzte Reflextätigkeiten."

IV. Vorgestellte Bewegungen, die komplizierter als die vorher beschriebenen Motilitätsäußerungen einer Vorstellung bedürfen, die das motorische Zentrum erregt. Bei diesen letzten Bewegungen ist eine Mitfunktion höherer Gehirnzentren unbedingt notwendig.

Alle willkürlichen Bewegungen haben einen Zweck, und entspringen einer Überlegung dessen, der sie ausführt, so zwar, daß allemal bei der erstmaligen Ausführung unmittelbar vor der Kontraktion der betreffenden Muskeln ein bewußtes Motiv und das Bild der ausführenden Bewegung dem Psychomotorium vorliegt.

Virchow benannte den Neugeborenen in bezug auf seine Bewegungen „ein bloß spinales Wesen".

Bei einem spinalen Wesen müßten wir auch eine Erhöhung der allgemeinen Reflexerregbarkeit vorfinden, da die reflexhemmenden Impulse von der Großhirnrinde wegfallen; gegen diese theoretische Erregbarkeit beim Ebengeborenen ist von der Natur durch eine geringere Erregbarkeit der motorischen und sensorischen Nerven fürsorglich gesorgt und in den pathologischen Fällen, wie bei Tetanie, wo die mechanische und elektrische Erregbarkeit des peripheren Nervensystems eine gesteigerte ist, sieht man dann leicht Konvulsionen auftreten.

Bei den geborenen Idioten fand Solliez eine Schwierigkeit betreffs des Saugens: „Jedesmal, wenn sie angelegt werden, erscheint es ihnen als etwas neues und jede neue Erfahrung fügt sich nicht zur vorhergehenden, um bei ihnen eine Vorstellung, so unbewußt sie auch sei, zu erwecken" (Solliez [1])).

„Im Gegensatz zu diesem erblichen Ernährungs-Instinkt sind alle Rumpf- und Extremitätenbewegungen des Fötus und Ebengeborenen nicht instinktiv, sondern sofern sie nicht ohne jede Beteiligung seinerseits rein passiv zustande kommen, in erster Linie impulsiv, in zweiter Linie reflektorisch" (Preyer [2])).

---

[1]) Solliez, Der Idiot und der Imbezile. Hamburg 1891.

[2]) Preyer, Spezielle Physiologie des Embryo. Leipzig 1885.

III. Eigene Untersuchungen zur Psychophysiologie des Säuglingsgehirnes.

1. Methodik der Untersuchungen.

Die Hirnbewegungen sowohl des Säuglings wie des Erwachsenen sind im Altertum unter anderen von Plinius und Galen beschrieben worden und Oribasius beschäftigte sich mit denselben im Kapitel über das Geruchsorgan (Mosso [1]). Später nach dem für die medizinische Wissenschaft fruchtlosen Mittelalter glaubten Pacchioni und Baglivi, daß die Bewegungen des Gehirnes von Kontraktionen der Dura mater abhängen, der als Muskel aufgefaßt, sogar die Wirkung zukommen sollte, das Herz zur Kontraktion anzuregen.

Experimentelle Untersuchungen von Haller und Lorry [2]) brachten später etwas Licht in dieses dunkle Kapitel der Physiologie des Nervensystems und es war einem praktischen Arzte in einem Dorf von Piemont, Antonio Ravina [3]) beschieden (Anfang des 18. Jahrhunderts), durch Trepanation des Schädels und Bedeckung der Schädellücke mit einer Glasplatte neue Errungenschaften auf diesem Gebiete zu erzielen.

Einige Jahre später beobachtete der englische Chirurg Astley Cooper, daß bei einem Manne mit einem Defekte des Schädels die Pulsationen des Gehirnes zunahmen, wenn etwas Unangenehmes gesagt wurde. Mosso endlich konnte durch geniale Untersuchungen an Tieren und Menschen viele bis dahin geltende falsche Theorien beseitigen und neues Material aufbringen, so daß wir ihn als den Begründer der modernen Physiologie des Kreislaufes im Zentralnervensystem ansehen müssen.

„Auf zwei verschiedenen Wegen kommen die psychischen Zustände gewöhnlich zum Ausdrucke: Teils durch Bewegungen willkürlicher Muskeln, teils durch Veränderungen der vegetativen Funktionen" (Lehmann [4])). Wenn dies für den Erwachsenen gilt, so ist dies, ich möchte sagen, in virgineller Form bei den Säuglingen zu beobachten; es fallen ja beim Säuglinge zum größten Teile alle vielfältigen Hemmungs- und Spannungszustände weg, die bei den Erwachsenen uns oft die psycho-physiologischen Versuche komplizieren.

Ich faßte nun den Plan, die von der Natur geschaffene Pforte des Gehirnes (die große Fontanelle) zum Studium psycho-physiologischer Verände-

---

[1]) Mosso, Sulla circolazione del sangue nel cervello dell' uomo. Roma 1880.

[2]) Lorry, Sur les mouvements de cerveau et de la dure-mére. Paris 1760. 3.

[3]) Ravina, Specimen de motu cerebri. Turin 1811.

[4]) Lehmann, Körperliche Äußerungen der psychischen Zustände. Leipzig 1905.

rungen der Gehirnbewegungen auf experimentelle Reize beim Säugling zu benützen. Ich versuchte auf verschiedenem Wege die Hirnpulse und die Respirationsschwankungen und die damit verbundenen aktiven Bewegungen des Säuglings bei allen möglichen Reizen graphisch darzustellen. Dies geschah unter gleichzeitiger Aufzeichnung der Atmung, denn ohne solche würde man „nicht imstande sein, zu entscheiden, ob eine Änderung der Pulskurve von einem gegebenen äußeren Reize herrührt oder möglicherweise nur eine Folge des augenblicklichen Zustandes der Atmung wäre" (Lehmann).

Ich gebrauchte zuerst eine metallene Kappe, die ich hermetisch mit einem Bindemittel auf der Kopfhaut befestigte. Als solches verwendete ich Wachs, Fensterkitt, Baumwachs, Vaselinanhydrit. Diese Versuche ließen mich alle im Stiche, da ich keine Klebemasse ausfindig machen konnte, die an der weichen Kopfhaut des Kindes luftdicht die Metallkappe geschlossen hätte.

Zu weiteren Versuchen gebrauchte ich einen Mareyschen Pneumographen, der durch eine gefensterte Feder am Kopfe des Kindes befestigt wurde, ohne die Bewegungen desselben einzuschränken. Diese Feder hatte eine Biegung, konform der kindlichen Schädelkonfiguration und war an den Enden mit zwei kleinen Polstern versehen, von denen der eine an der Nasenwurzel, der andere im Genicke saß. Der Pneumograph konnte dann beliebig auf der gefensterten Feder verschoben werden.

Die auf diese Weise hergestellten Versuche hatten natürlich oft den Nachteil, daß brüske Bewegungen von seiten des Kindes zu einer nicht zu unterschätzenden Änderung der von den Bewegungen der Fontanelle gezeichneten Kurve führten. Um diesem unangenehmen Umstand entgegenzuarbeiten, ließ ich einen Apparat konstruieren, um den Kopf der Versuchsperson unbeweglich zu machen, was aber wieder den Nachteil hatte, daß dies die Säuglinge zu allerlei Reaktionen veranlaßte und diese Zwangslage daher auch meine Befunde wesentlich änderte. Die Vorrichtung bestand aus einem starren Systeme, welches an den früher erwähnten Stützpunkten und an den Tubera parietalia befestigt war. Dazu kam noch ein Befestigungsapparat, um dem Kopfe jede aktive Beweglichkeit zu nehmen, wobei zwei Ausschnitte angebracht waren, damit die Ohren des Säuglings nicht mechanisch verschlossen würden.

Ich kehrte dann zur alten Methode zurück und befestigte den Pneumographen über der Fontanelle in der Weise, daß willkürliche Bewegungen des Kindes wenig Ausschlag ergaben. An einem um den Kopf zirkulär verlaufenden Gummiband wurde in der Sagittallinie ein zweites Gummiband angebracht und an diesem befand sich eine kleine Metallschiene, in der der Pneumograph verschieblich war.

Die Pneumographen ließ ich aus leichten Metallen herstellen, damit dieselben den Säugling möglichst wenig belästigen. Die bekannten Mareyschen Trommeln dienten zur Übertragung der Druckschwankungen der Pneumographen. Als Schreibhebel benützten wir solche aus Strohhalmen hergestellte, die besonders wegen ihrer Leichtigkeit auch von Brodmann empfohlen wurden. Ihre Länge betrug ca. 20 cm. Sie erwiesen sich sogar besser als die Aluminiumschreibhebel.

Als Kymographion benützten wir ein solches von Zimmermann mit verschiedener Geschwindigkeit; dazu kam noch eine elektrische Uhr, die jede halbe Sekunde mittelst eines Markiermagneten verzeichnete. Überdies wurde die Dauer jedes einzelnen Versuches mit einem Markiermagneten graphisch bestimmt. Das auf den Trommeln des Kymographions berußte Glanzpapier hatte für einen Versuch ca. 2 m Länge. Siehe Fig. 3, S. 17.

Als Versuchsobjekte kamen Säuglinge vom 1. bis zum 14. Lebenstage in Verwendung und zwar stellte ich die Versuche immer mit ausgetragenen Kindern an. Unter diesen mußte man solche Neugeborene wählen, die eine große und stark pulsierende Fontanelle hatten, da sonst sowohl die einzelnen Hirnpulse, wie auch die Hirnvolumschwankungen zu klein waren. Nur dem für diesen Umstand glücklichen Zusammentreffen, daß im ersten Stocke der Nervenklinik sich die Gebärklinik befindet, verdanke ich es, daß mir immer und zu verschiedenen Tagesstunden, sowohl vor wie nach dem Stillen, Neugeborene zur Verfügung standen.

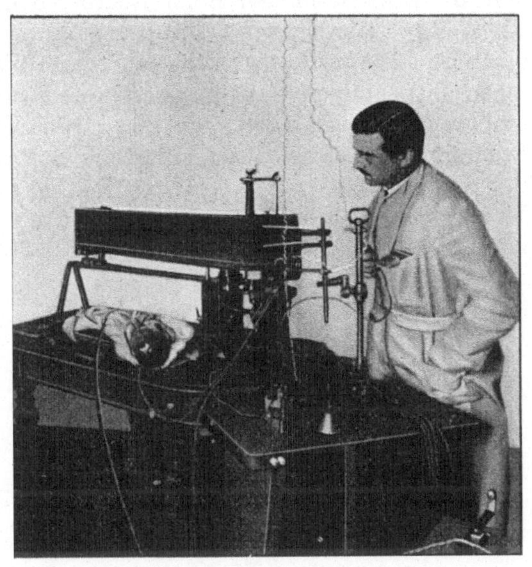

Fig. 3.

Die Versuche, die ich seit drei Jahren angestellt habe, wurden während dieser Zeit mit kleineren oder größeren Unterbrechungen immer fortgesetzt, so daß ungefähr 70 Säuglinge untersucht wurden und es steht mir ein graphisches Material von über 200 m Kurven mit über 700 einzelnen Experimenten zur Verfügung. Von einem und demselben Säuglinge wurden oft mehrere Kurven zu verschiedenen Tagesstunden aufgenommen. Die Versuche bestanden in Reizung aller fünf Sinnesgebiete mit verschiedenen Reizmitteln, sowohl während des Schlafes, als auch im wachen Zustande. In letzterem mußte auch der jeweilige Affektzustand in Betracht gezogen werden.

Bei Durchsicht der Literatur über die Psychologie des Kindes fiel mir eine Arbeit von Langlet[1]) in die Hände, in der dieser Autor schon vor 40 Jahren die Bewegungen der kindlichen Fontanelle mittelst eines unerheblich modifizierten Mareyschen Sphygmographen studierte. „Außer der großen Schwierigkeit, den Kopf des Kindes unbeweglich zu erhalten", fand Langlet sehr störend das Geräusch des Uhrwerkes, das den Apparat in Bewegung setzte. Aus letzterem Grunde mißlang ihm sein Unternehmen, den Blutkreislauf des Gehirnes während des Schlafes zu studieren, indem die Kinder jedesmal erwachten, sobald der Apparat in Bewegung gesetzt wurde.

[1]) Langlet, Étude critique sur quelques points de la physiologie du sommeil. Paris 1872.

Unter so ungünstigen Bedingungen wurde Langlet verleitet, den ruhigen Atembewegungen allen Einfluß auf die Hirnbewegungen abzusprechen. Einen solchen fand er nur, wenn die Kinder weinten oder schrieen." (Zit. nach Mosso, Der Kreislauf des Blutes im menschlichen Gehirn.)

Auch Mosso applizierte eine Marey'sche Trommel auf die Fontanelle des Säuglings und schrieb Pulskurven auf, um den Zusammenhang des Druckes des Liquor cerebralis mit demjenigen des Rückgrates bei Spina bifida klarzulegen.

Als ich diese Versuche zu Ende geführt hatte, wurde ich auf ein Referat von Bechterew in den Folia Neuro-Biologica vom Dezember 1908, Bd. 2, Nr. 3 über „Die objektive Untersuchung der kindlichen Psyche" aufmerksam gemacht. Dieser Autor beschreibt darin Versuche, die im psycho-pädologischen Institute mit Säuglingen angestellt wurden, wobei Bechterew es als sehr bequem betrachtete, die respiratorischen und fontanellen Kurven beim Studium der verschiedenen Einflüsse auf die Sinnesorgane, mit Ausnahme des Sehvermögens (?) zu erhalten und die einfachen Reflexe am schlafenden Kinde zu untersuchen. Zu diesem Zwecke benützte er einen kleinen empfindlichen Ballon, der unter das Häubchen auf die Fontanelle gelegt wurde.

2. Erläuterung der Kurven.

Das von uns bearbeitete Kurvenmaterial wurde später photographiert und die beigegebenen Tafeln sind Reproduktionen der gewonnenen Photographien. Das vorliegende Material an Tafeln ist nur ein Bruchstück der gewonnenen Kurven und für viele Ergebnisse mußte man auf die Reproduktion verzichten.

Die obere Kurve zeigt immer die Respirationskurve, wobei getrachtet wurde, den Pneumographen in der Nabelgegend mittelst eines Gummibandes zu befestigen, damit auf jeder Kurve dieselbe abdominelle Respiration zur graphischen Registrierung käme.

Zoneff und Neumann[1]) registrierten beim Erwachsenen sowohl die thorakale wie die abdominelle Atmung und wiesen daraus nach, daß die beiden Atmungskurven keineswegs parallel verlaufen. Beim Säugling wäre eine zweifache Aufschreibung sowohl der Thoraxrespiration als auch der Abdomenrespiration zu umständlich gewesen, und deshalb suchte ich immer an derselben Stelle den Pneumographen am Abdomen zu befestigen. Auf diese Weise zeigten die Respirationskurven verschiedener Neugeborener keine besonderen Unterschiede. Die untere Kurve stellt immer die, nach der früher beschriebenen Methode registrierte Fontanellenkurve dar.

Es ist selbstverständlich, daß es bei dem oft recht schwierigen Arbeitsmaterial nicht immer möglich war, eine vollkommen genaue Einstellung der Schreibhebel zu erzielen.

Um den genauen Verhalt zwischen der Respirations- und der Hirnkurve zu bestimmen, berechnete ich nachher den Fehler und an diesen Figuren findet man angegeben, um wie vieles die Spitze des einen Schreibhebels der des anderen vorstand.

Beim Studium dieser Kurven vernachlässigte ich zunächst absichtlich feinere Messungen, denn es galt mir zuerst die Hauptbedingungen und die Haupterscheinungen der verschiedenen Einflüsse auf die Säuglinge und deren Hirnbewegungen zu studieren und die funktionellen Veränderungen auf Reize hin nachzuweisen.

Von den zwei untersten Linien stellt die obere, die durch die elektrische Uhr genau registrierte Zeit von halben Sekunden dar; die untere Linie stellt dagegen die Zeitdauer jedes einzelnen Experimentes durch einen Magneten markiert dar.

Das Verhältnis zwischen einzelnen Respirationsphasen und Pulsschwankungen ist beim normalen Säugling wie 1 : 3 und nach den Kurven konnten

---

[1]) Über Begleiterscheinungen psychischer Vorgänge in Atem und Puls. Philosophische Studien. 18, 1 u. f.

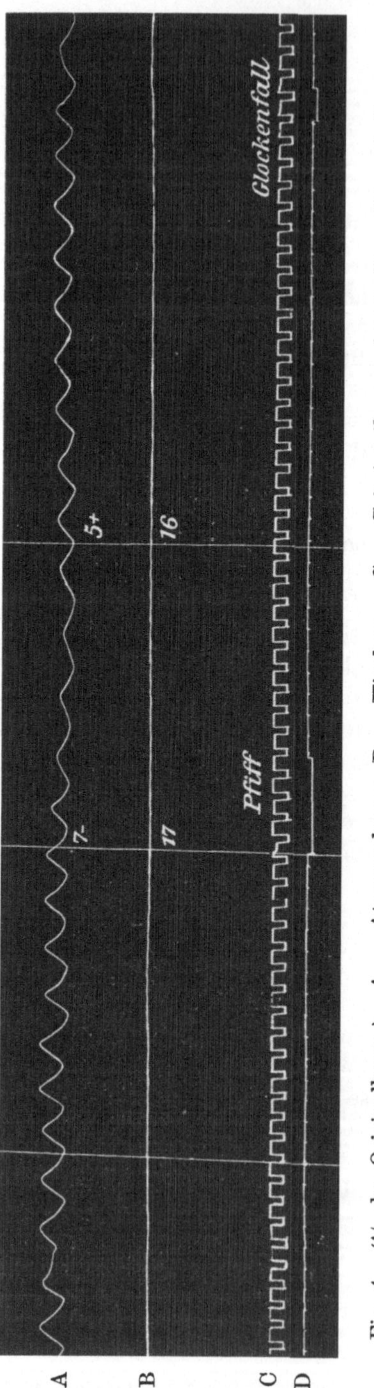

Fig. 4. ($^4/_5$ der Originalkurve). A = Atmungskurve, B = Hirnkurve, C = Zeiteinteilung auf $^1/_2$", D = Versuchsdauer.

wir beim ruhigen Neugeborenen 40—50 Atemphasen gegenüber 120—140 Pulszahlen in der Minute feststellen. Jedenfalls kann es als Regel gelten, daß bei anscheinendem Lustgefühl des Säuglings ein nahezu unverändertes Verhalten beider Kurven besteht. Anscheinende Unlustempfindung nach sich ziehende Reize bringen oft sehr starke Schwankungen beider Kurven zustande, wobei freilich auch die mit den psychischen Affekten in Zusammenhang stehenden Bewegungen der Körpermuskulatur an dem Entstehen dieser Unruhe großen Anteil haben.

Spannungskurven, wie sie bei den Erwachsenen infolge eines oft unbewußten Zustandes auftreten, gehören auch bei den Säuglingen nicht zu den größten Seltenheiten. Bei manchen Versuchen mit oft hintereinander wiederholten Reizen waren solche Spannungszustände nicht von der Hand zu weisen. Lehmann und Patrizi haben uns Kurven mitgeteilt, die einen Spannungszustand beim Erwachsenen anzunehmen gestatten. „Man sieht hier, daß ein und derselbe Reiz, ein einzelner Ton, scheinbar ohne irgend einen Anlaß auf die nämliche Versuchsperson höchst verschiedene Wirkungen üben können. Bald bleibt das Volumen unverändert, bald steigt, bald sinkt es. Letzteres ist gewiß eine normale Reaktion. Die beiden ersteren Fälle deuten dagegen auf Spannungen verschiedener Stärke hin" (Lehmann l. c.).

Daß es sich nicht auch beim Säugling um individuelle Verschiedenheiten bei manchen Spannungszuständen handelt, beweist der Umstand, daß ich manchmal beim selben Neugeborenen ganz verschiedene Resultate erhalten habe.

Das ruhige Atmen gibt sich als eine gleichmäßig ansteigende und ebenfalls gleichmäßig absteigende Welle kund, während beim Schreien oder bei aktiven Bewegungen von seiten des Säuglings die Wellen unregelmäßig werden und Veränderungen aufweisen, wie wir später sehen werden. Was die Respirationswelle betrifft, so möchte ich drei Typen bei den Säuglingen hervorheben. Im schlafenden oder im ruhig wachenden Zustande bildet die abdominelle Respirationskurve eine langsam ansteigende und eine langsam absteigende Linie. Jedem Inspirium folgt nach kurzer Zeit eine anakrote Erhebung der Respirationswelle, der eine regelmäßige katakrote Senkung beim Expirium folgt. Siehe S. 20, Fig. 4.

Derlei Respirationsschwankungen kommen 40—50 in der Minute vor. Die zwei anderen Typen finden sich beim unruhigen und schreienden Neugeborenen.

Wenn der Säugling wegen starker anscheinender Unlustaffekte beunruhigt wird und schreit, so zeigt der aufsteigende Schenkel der Welle einen schnelleren Anstieg und einen jäheren Abstieg derselben; sowohl der anakrote als auch der katakrote Schenkel zeigen eine große Ähnlichkeit miteinander. Diese Wellen sind durch ihre Höhen und durch das Fehlen einer Pause zwischen den einander folgenden Erhebungen charakterisiert. Beim schreienden Kinde zählt man solche Respirationsphasen 60—70 in der Minute. Siehe S. 21, Fig. 5.

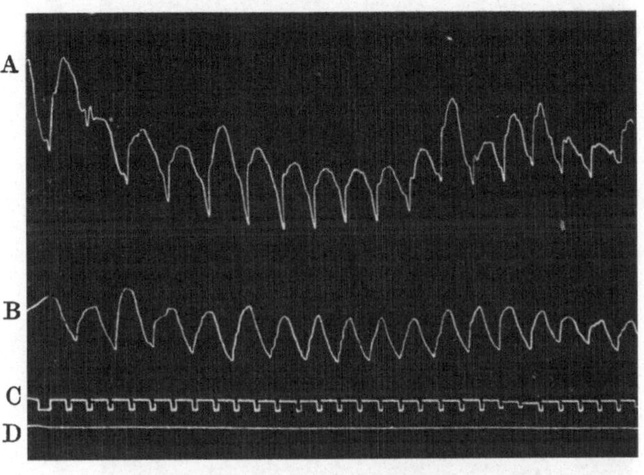

Fig. 5. (2/3 der Originalkurve.)
A = Atmungskurve, B = Hirnkurve, C = Zeiteinteilung auf 1/2″, D = Versuchsdauer.

Der dritte Respirationstypus kommt ebenfalls beim schreienden Kinde und zwar im Paroxismus des Zornaffektes vor. Er weist einen anakroten Schenkel, der noch steiler aufsteigt als der vorher beschriebene, und zeigt am Ende der Akme einen neuerlichen steilen Anstieg nach Art eines Spornes; der Abstieg ist ebenfalls äußerst jäh. Dieser zweite spornartige Aufstieg der Respirationswelle geschieht infolge eines neuerlichen kurzdauernden starken Inspiriums mit Spannung der Abdomen-Muskulatur, ohne daß inzwischen ein Exspirium eingetreten ist. Diese Art der Atmung ist für den Säugling die anstrengendste und kommt erst nach längerem Schreien des Kindes zustande; ich betrachte dieselbe als Ausdruck des stärksten Unlustaffektes. Siehe S. 22, Fig. 6 (Anfang der Kurve). Derlei Respirationsphasen kommen 50 bis 60 in der Minute vor. „Übrigens sind die Änderungen der Atmung während der Arbeit des Zentralorganes, ganz ebenso wie während der Muskelarbeit, durch die Blutzirkulation reflektorisch bestimmt, indem die Atmungsgröße sich dem Sauerstoffbedürfnisse des Blutes anpaßt“ (Lehmann).

Was die Hirnvolumkurve und die einzelnen Hirnpulse betrifft, so sieht man oft auch in der Ruhelage keine oder minimale Pulse; dies konnte man oft beim zu stark gefühlten Fontanellen-Pneumographen beobachten, manchmal auch, wenn die Stirnfontanelle des Säuglings zu klein oder zu stark gespannt war.

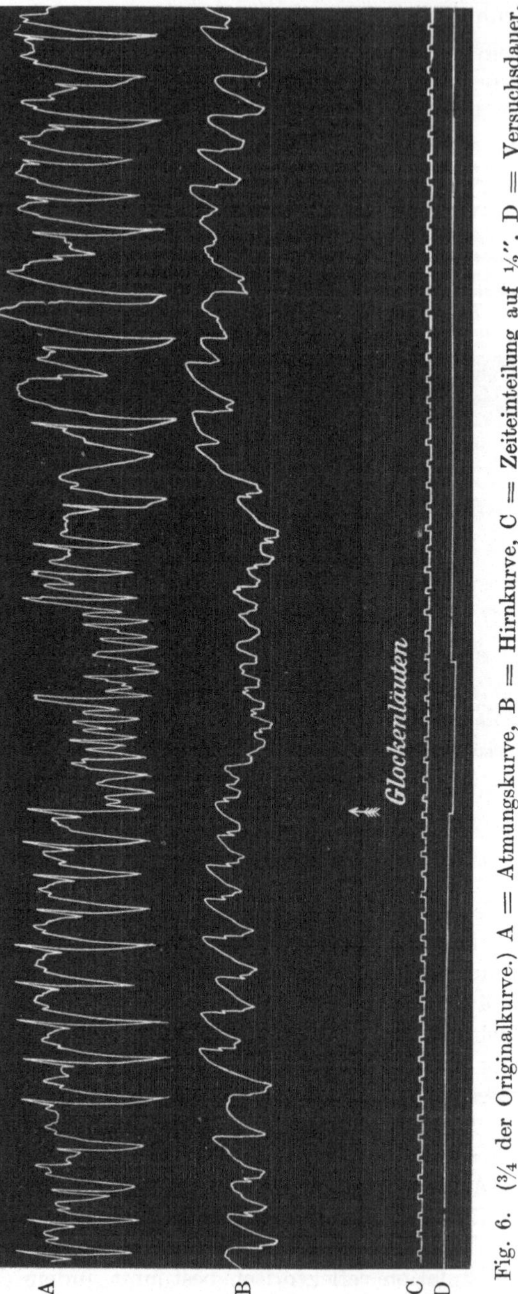

Fig. 6. ($^{3}/_{4}$ der Originalkurve.) A = Atmungskurve, B = Hirnkurve, C = Zeiteinteilung auf $^{1}/_{2}$″, D = Versuchsdauer.

Die einzelnen Hirnpulse stellen in der Ruhe kleine leichte Erhebungen von nicht trikuspidalem Charakter vor (das ist jene Form, welche am Scheitel der Pulswelle drei Erhebungen aufweist, deren mittlere die höchste und den Gipfel der Welle bildet) und die besonders im Schlafe und in der Ruhe beim Erwachsenen zu beobachten ist (Mosso). Bei starker Hirndruckzunahme konnten einzelne Pulse im aufsteigenden oder absteigenden Schenkel beobachtet werden. Siehe S. 21, Fig. 5.

Bei den Kurven, die durch rasche Hirndruckschwankungen entstehen, kann man derlei einzelne Pulse weder im anakroten noch katakroten Schenkel beobachten. Siehe S. 22, Fig. 6. Jedem Hirnpulse entspricht eine Herzkontraktion.

Beim ruhigen Atmen zeigt sich gewöhnlich keine Modifikation des Hirnpulses, weder beim Inspirium, noch beim Exspirium. Siehe S. 20, Fig. 4. Dieser Befund stimmt auch mit den Angaben von Salathé. Dieser Autor gibt an, daß er nur bei forcierter Atmung beim Tiere einen Einfluß auf die Pulshöhen beobachten konnte.

Bei ruhiger Atmung dagegen sollten die Hirnbewegungen nur unter dem Einflusse des Herzens stehen. Nur einige Male fand ich größere Hirnpulse beim Inspirium. Siehe S. 23, Fig. 7 (die Respirationskurve steht um einen Millimeter hinter der Hirnkurve).

Dieser Befund zeigt, wie kompliziert die Verhältnisse der Blutzirkulation im Gehirne sind und wie schwer es fällt, allgemeine Regeln aufzustellen. Dieser letzte Befund steht auch im Widerspruche mit den Behauptungen von Mosso beim Erwachsenen, „der Hirnpuls wird in der Inspiration kleiner und frequenter, in der Exspiration höher". Mosso hebt jedoch hervor, daß kein Körperteil einen seiner Form nach so veränderlichen Puls zeigt, als das Gehirn.

Salathé fand an trepanierten Tieren eine Verminderung des Gehirnvolumens bei angestrengter Inspiration. Andere Schwankungen der Hirnkurve, wie die Wellen zweiter Ordnung und die Wellen dritter Ordnung (Brodmann), auch Traube-Heringsche Wellen, die Mosso Undulationen nannte, konnte ich beim Säugling mit Sicherheit nie nachweisen.

Die Wellen zweiter Ordnung treten bei der Hirnvolumkurve des Erwachsenen durch die Atmung auf und umfassen, je nach der Frequenz der Atemzüge, drei bis fünf Einzelpulse, die Wellen dritter Ordnung sind Wellenbewegungen, die in langen Perioden und nicht immer in regelmäßigem Rhythmus auftreten (Brodmann [1])).

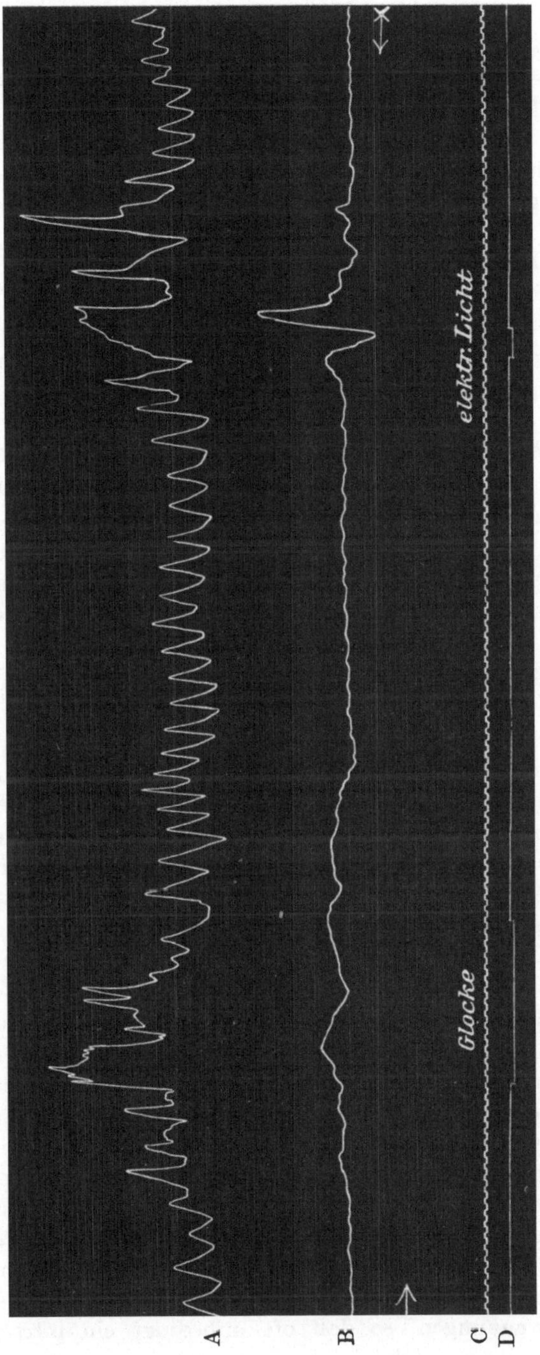

Daß an dem Entstehen dieser zwei letzten Wellenbewegungen die Lage der Versuchsperson

Fig. 7. (3/4 der Originalkurve.) A = Atmungskurve, B = Hirnkurve, C = Zeiteinteilung auf 1/2", D = Versuchsdauer.

[1]) Brodmann, Plethysmographische Studien am Menschen. Journ. für Psych. u. Neurologie. 1. H. 1 u. 2.

einen wesentlichen Einfluß auszuüben scheint, geht aus dem Umstande hervor, daß nach Brodmann bei Rückenlage der Versuchsperson die undulatorischen und die respiratorischen Schwankungen des Hirnvolumens ganz fehlten.

Bei den Säuglingen war die habituelle Lage auch auf dem Rücken und nach dem Gesagten ist vielleicht hierin der Grund zu suchen, daß Schwankungen zweiter und dritter Ordnung nie auftraten. Beim Versuche, den Säugling in die aufrechte Stellung zu geben, wurden die Kurven unruhig und so muß es dahingestellt sein, ob beim Säugling überhaupt in aufrechter Stellung solche Schwankungen auftreten.

Wenn der Hirndruck plötzlich zunimmt oder rasch abnimmt, wie es beim Schreien der Fall ist, so verschwinden im allgemeinen die einzelnen Hirnpulse mit hie und da manchmal leicht angedeuteten Pulsationen; es resultiert daraus eine Hirnkurve, die das Spiegelbild der forcierten Respiration darstellt. Jedem Inspirium folgt im allgemeinen ein Sinken der Hirnkurve und beim Exspirium steigt das Volumen derselben stark an. Siehe S. 61, Fig. 32[1]).

Es ergibt sich nun für uns die Frage, welche Faktoren in Frage kommen, die einen vollkommen gleichsinnigen Verlauf der Hirndruckkurve und der Respirationskurve zur Folge haben und wie jene Hirnkurven aufzufassen sind, die keinen wesentlichen Einfluß durch die Respirationskurve zeigen.

Zur Erklärung dieses vielleicht wichtigsten Punktes der ganzen Arbeit muß man die Hirndruckschwankungen, die nicht von der Respirationskurve bedingt sind, in zwei getrennte Gebiete teilen. Die einen sind durch aktive Bewegungen des Säuglings bedingt, die anderen entstehen autochton, d. i. durch innere Momente. Es tritt nämlich bei einem psychischen Reize eine Änderung der vegetativen Funktionen ein (in unseren Fällen speziell des Zirkulationssystems), ohne daß dieselbe weder durch die Respiration, noch durch eine Bewegung bedingt wäre. Gerade dieser Trennung scharfe Grenzen zu geben, erachte ich oft als unmöglich, da die Respirationskurven und die Bewegungen des Säuglings neben den intrapsychischen Vorgängen oft einen konkomitierenden Einfluß an der Zunahme des Hirndruckes besitzen.

Im allgemeinen kann gesagt werden, daß eine aktive Bewegung des Kopfes nach rückwärts mit einem Anstieg der Hirndruckkurve vor sich geht; eine Senkung des Kopfes gegen die Brust setzt den Hirndruck herab. Den Grund hierin suchte ich im ersten Falle in einem starken Druck auf den Pneumographen durch die Kopfbewegung; bei der Beugung des Kopfes nach vorne lockert sich dagegen der Zusammenhang zwischen Pneumographen und Kopfdecke und sinkt so das Volumen der Marey'schen Trommel; die Folge ist ein Herabfallen der Hirnkurve. Siehe S. 25, Fig. 8. Die mit den Säuglingen vorgenommenen passiven Bewegungen zum Studium der Kurven, sowie die an den Säuglingen mit dem Kopfe oder mit den Extremitäten hervorgerufenen Bewegungen zeigten im allgemeinen eine sehr geringe Höhe der Schwankungen, so daß oft unbedingt ein intrakranieller Druck als Haupt-

[1]) Unter den Autoren, welche behaupten, daß mit einer forcierten Inspiration nicht immer eine Volumsenkung des Gehirnes einhergeht, hebe ich hervor François Frank und Brodmann. Anderer Meinung sind dagegen Frédericq, Salathé, Ragodin, Mendelssohn, Binet und Solliez (Brodmann).

ursache der starken Amplitude der Hirnkurve bei aktiven Bewegungen anzunehmen war.

Was die autochtonen Schwankungen der Hirnkurven anbelangt, so zeigen sie nach dem Verlaufe einen gleichsinnigen Anstieg oder gleichsinniges Sinken mit der Respirationskurve. Siehe S. 58, Fig. 28. Aber nicht ein entgegengesetztes Verhalten, wie wenn der Hirndruck von der Atmung bedingt würde.

Die Hirndruckkurve zeigt gewöhnlich einen Anstieg bei allen plötzlichen Reizen, durch die wahrscheinlich die Versuchsperson unangenehm betroffen wird. Hierin stimmen auch unsere Befunde mit denjenigen von Berger[1]), der bei den Erwachsenen folgenden Satz aufstellte: „Unlustbetonte Empfindungen bewirken eine Zunahme des Hirnvolumens und eine Abnahme der Pulsationshöhe desselben.“ Die Abnahme der Pulsationshöhe, die nach demselben Autor auf eine Kontraktion der Gehirngefäße zurückzuführen ist, konnte leider bei unseren Kurven nicht nur wegen des äußerst niedrigen Hirnpulses nicht konstatiert werden, sondern auch deshalb, weil bei starker Hirndruckzunahme die einzelnen Hirnpulse zum größten Teil verschwanden. Ob dieses Verschwinden von der Kleinheit der einzelnen Pulse bedingt wird, muß ich dahingestellt lassen; jedenfalls wäre die Erklärung, die Berger für die Kontraktion der Hirngefäße beim Erwachsenen angibt, auch für den Neugeborenen passend. Er stellte nämlich fest, daß in allen Fällen, in denen das Gehirn zu einem Energieverbrauche in Anspruch genommen wird, eine Gefäßverengerung eintritt, damit die mit dem Blute zugeführte Menge Sauerstoffes nicht imstande wäre, die Biogene zu ersetzen und so das Zentralnervensystem nicht allzu sehr zu schädigen. „Durch diese Reaktion wird also jedenfalls die Integrität des Gehirnes gesichert“ (Lehmann). Wenn aber dies eine besonders wichtige Einrichtung für das Gehirn des Erwachsenen ist, so hätte dies beim Zentralnervensystem des Neugeborenen eine noch größere Bedeutung zum

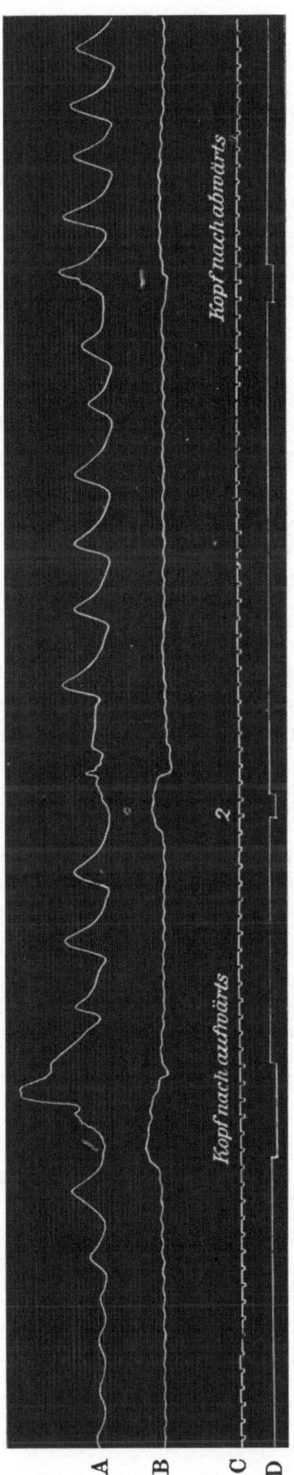

Fig. 8. (3/5 der Originalkurve.) A = Atmungskurve, B = Hirnkurve, C = Zeiteinteilung auf 1/2″, D = Versuchsdauer.

[1]) Berger, Über die körperlichen Äußerungen psychischer Zustände. Jena. Fischer. 04.

Schutze vor allzu großer und schroffer Inanspruchnahme des Säuglingsgehirnes.

Die spannende Erwartung, der Zorn, der Schreck haben ihre eigenartigen Begleiterscheinungen in der vegetativen Sphäre (Lehmann) und nach Bickel[1]) stockt bei Zorn und Schmerz beim Menschen und Tiere die Drüsensekretion. Als objektives Zeichen der Unlust beim Säugling bezeichnet Preyer die Tatsache, daß die Säuglinge das Unlustgefühl durch Schließen und Zukneifen der Augen zu erkennen geben. Ferner erwähnt dieser Autor die Abwendung des Kopfes und ein Herabziehen der Mundwinkel, wodurch eine Änderung der kindlichen Mimik eintritt, als Unlustsymptome; dieses letzte Symptom soll aber nie in den ersten Monaten des Säuglingslebens zustande kommen.

Eine weitere bekannte Erscheinung bietet der Neugeborene auch schon sofort nach der Geburt. Das heftige Schreien, die unregelmäßigen Atemzüge und die der starken Exspiration entsprechende venöse Blutstauung rufen eine Überfüllung der Körperdecken mit venösem Blut hervor und es erscheint speziell das Gesicht gerötet. Wie beim Zornaffekt des Erwachsenen schwellen besonders die Stirnadern an, die Konjunktiven und die Schleimhäute sind mit venösem Blut injiziert. Ovid faßte dies im folgenden Verse: „Ora tument ira, nigrescunt sanguine venae."

„Solche Vorgänge an den vegetativen Organen, wie wir sie am Erwachsenen als äußere Reizfolgen und als gedächtnismäßig ablaufende Vorgänge kennen, sind wohl die primären Ursachen affektiver Erregung beim Neugeborenen. Gewisse Einstellungsvorgänge des vegetativen Apparates führen zu motorischen Entäußerungen, welche wir als Schmerz deuten, welche Hunger erkennen lassen etc., auch solchen, welche das subjektive Wohlbefinden des Säuglings verraten" (Hartmann[2])).

Lustzustände bewirken bei unserem Material leichtes Sinken der Hirnkurve, auch wenn die Respirationskurve wegen anderer Einflüsse ein unruhiges Verhalten aufweist.

Wie sich die einzelnen Hirnpulse und die einzelnen Respirationsphasen bei den vielfältigen Reizen verhalten, werde ich in den späteren Kapiteln darzustellen versuchen; nur eines möchte ich schon jetzt hervorheben, daß gewöhnlich bei einer Beschleunigung der Atmung eine Zunahme der Pulsfrequenz und weiters bei verlangsamter Atmung eine Abnahme der Pulszahlen gefunden wird.

---

[1]) Bickel, Pathologie und Therapie der Sekretionslösungen 1907.

[2]) Hartmann, Biologische Aufgaben des Nervensystems als eine Grundlage der Lehre von den Erkrankungen desselben. 1910.

3. Wachsein und Schlaf des Neugeborenen.

„Es wäre kaum möglich alle die zum Teil sehr abenteuerlichen Theorien über den Schlaf anzuführen. Es gibt vielleicht kein Kapitel der Physiologie, über welches so viel und mit so wenig Resultat geschrieben worden ist, wie der Schlaf.“ Exner[1]). Der Dauer nach ist der Schlaf die Hauptbeschäftigung des Neugeborenen und wenn man die Schlafzeit des Säuglings auf 20 Stunden schätzt, so ist vielleicht diese Zeit, wenigstens für die ersten Tage nach der Geburt, noch zu gering. (Siehe Pfaundler und Schloßmann[2])). Es ist beim neugeborenen Kinde oft sehr schwer und geradezu unmöglich, zu sagen, ob sich dasselbe im wachen oder schlafenden Zustande befindet. Denn gerade das Wachsein ist beim Säugling von einer Art Halbschlummer begleitet, welcher oft eine scharfe Trennung zwischen Schlaf und Wachsein unmöglich macht. Deshalb möchte ich das Wachsein des Neugeborenen am besten mit dem Zustande vor dem Einschlafen des Erwachsenen vergleichen. Die vor dem Einschlafen des Erwachsenen herabgesetzte Aufmerksamkeit sowohl für innere wie für äußere Einflüsse mit der Folgeerscheinung eines halbbewußten Zustandes könnten am besten den Wachzustand des Neugeborenen vergegenwärtigen. „Zum Wachsein sind Reize, Erregungen von sensorischen Nerven erforderlich.“ (Preyer). Knapp vor dem Einschlafen üben die Reize, die uns treffen, wenn sie nicht allzu stark sind, einen viel geringeren Einfluß aus.

Ich referiere zunächst im wesentlichen Preyers Ausführungen über Ursachen und Erscheinungen des Schlafes, insbesondere beim Neugeborenen. Die Sinnestätigkeit und die Nervenerregbarkeit des Neugeborenen sind im allgemeinen torpider und schwerer anzuregen als beim Erwachsenen, was zur Folge haben wird, daß stärkere Reize nötig sind, um den Schlaf zu unterbrechen. Hierdurch ist einerseits ein festerer Schlaf gesichert. Im wachen Zustande aber ist der ganze Stoffumsatz des Körpers ein regerer und je mehr das Spiel der Sinne und die vegetativen Organe in Funktion treten, desto größer wird das Produkt der Ermüdungsstoffe, die anhaltendes Wachen verhindert, weil sie den zur Tätigkeit erforderlichen Sauerstoff dem Blut entziehen, um sich selbst damit zu verbinden, und schließlich ausgeschieden zu werden.

Daß eine starke Inanspruchnahme der Sinnesorgane den Schlaf herbeiführt, konnte auch ich nur allzu häufig an meinen Säuglingen beobachten. Nahm ich absichtlich hungrige Neugeborene und ließ ich abwechselnd akustische und optische Reize auf dieselben hintereinander wirken, so bemerkte ich oft ein auffälliges Einschlafen meiner Versuchspersonen. Und ebenso be-

---

[1]) Exner, Handbuch der Physiologie von Hermann. Bd. 2. II. Teil. 1879

[2]) Pfaundler und Schloßmann, Handbuch der Kinderheilkunde. 2. Bd. b. Leipzig 1906.

richteten mir die Mütter meiner Versuchspersonen, daß viele Säuglinge oft nach den Versuchen einen länger dauernden Schlaf zeigten als gewöhnlich.

Diese Beobachtung steht auch im Einklange mit der Feststellung von Preyer, der bei seinem achtwöchentlichen Kinde nach dem Anhören des Klavierspieles einen ununterbrochenen sechsstündigen Schlaf beobachtete, während bis dahin der Schlaf nicht ein einziges Mal so lange gedauert hatte.

Neben der Ermüdung durch die Sinnesorgane, besonders infolge starker taktiler und thermischer Hautreize, kommt auch die Erschöpfung des Säuglings durch das Schreien als hauptsächlicher Faktor in Betracht. „Denn läßt man ihn ausschreien, so schläft er meistens bald ein, auch ohne Nahrung erhalten zu haben. Das Saugen an einer wenig Milch enthaltenden Brust ist gleichfalls ermüdend. Wiederholt sah ich innerhalb des ersten Vierteljahres während solchen Saugens an der unzureichenden Ammenbrust den Schlaf eintreten und das Saugen durch längere Pausen unterbrochen werden, auch wenn das Kind hungrig sein mußte“ (Preyer).

Eine ziemlich wichtige Rolle für den Schlaf des Neugeborenen spielt die geringere Sauerstoffzufuhr, die durch die kleinen und mit geringer Energie arbeitenden Lungen dem Gehirn zugeführt wird, da ein großer Teil des Sauerstoffes zum Stoffwechsel verbraucht wird und aus ökonomischen Rücksichten nicht viel Sauerstoff zum Gehirn abgegeben werden kann. Das Gehirn verbraucht im Wachsein mehr Sauerstoff als im Schlafe.

Schließlich hat auch die Nahrung eine große Einwirkung auf den Schlaf des Säuglings. Die Milch — zunächst ist die Milch eine sogenannte reizlose Kost — enthält Milchzucker, welcher im Magen Milchsäure liefert. „Diese befindet sich im Darm mit Alkali und so müssen nach jeder Nahrungsaufnahme beim Säugling relativ größere Mengen von Laktaten als beim Erwachsenen in das Blut gelangen. Dieselben werden oxydiert, können dadurch dem Gehirn den zum Wachen erforderlichen Sauerstoff zum großen Teil entziehen und schläft der Säugling bald nach reichlicher Milchaufnahme ein. Auch kann die Milch Ermüdungsstoffe aus dem Blute der Mutter enthalten“ (Preyer).

Derselbe Autor fand, daß der Schlaf des Säuglings um so fester und anhaltender ist, je konzentrierter die Milch unter sonst gleichen Bedingungen war. Er konnte einen festen und längeren Schlaf beobachten bei reichlicher guter Milchaufnahme als bei gewässerter Kuhmilch und spärlicher Ammenmilch. In gleichem Sinne fand ich bei meinen Versuchen, daß Säuglinge, die von der Mutter gestillt waren, einen viel intensiveren Schlaf und durch äußere Reize viel schwerer geweckt wurden, als diejenigen, die mit gewässerter Kuhmilch ernährt waren. Die Milchverdauung dauert gewöhnlich nicht über zwei Stunden und entzieht durch Ansammlung von Blut in den Gefäßen des Digestionsapparates beträchtliche Blutmengen dem Gehirne. Da der Neugeborene sehr viel Energie produzieren muß, ist deshalb ein reger Stoffumsatz notwendig, um besonders der starken Wärmeabgabe vorzubeugen. Da ferner der Magen wegen der kleinen anatomischen Verhältnisse jedesmal nur wenig Nahrung aufzunehmen imstande ist, so ist eine häufige Nahrungszufuhr geboten. Daß die Wärmeabgabe gegenüber dem Erwachsenen eine viel größere ist, geht aus dem Umstande hervor, daß pro Kilogramm Körpergewicht die Oberfläche viel beträchtlicher ist als beim Erwachsenen. Genauere Studien über die Schlaftiefe des Erwachsenen wurden unter anderen zuerst von Kohlschütter[1]), Piesbergen und Mönningoff[2]) mittelst meßbarer akustischer Reize, die das Erwachen herbeiführten, ausgeführt. An Kindern suchte Rosenbach[3]) nach dem Verhalten der Sehnen- und Hautreflexe die Schlaftiefe festzustellen.

Rosenbach kam zur Feststellung, daß bei einem festen Schlafe die Bauch-, Kremaster- und Patellarreflexe fehlen, beim tiefsten Schlaf dagegen löst Kitzeln der Sohle und der Nase erst bei gewisser Reizstärke Reflexbewegungen aus (nach Czerny[4])).

Andere Autoren suchten nach der Kontraktion der Pupillen im Schlafe die Tiefe desselben zu ermitteln. So Raehlmann, Witowski[5]), Plotke[6]) und Sander[7]). Czerny untersuchte an Neugeborenen die Schlaftiefe mittelst des Induktionsstromes und kam bei seinen interessanten Untersuchungen zu grundlegenden Ergebnissen. Nebenstehend findet man die von ihm zusammengestellte Tabelle, welche die hohe Reizschwelle für den Induktionsstrom, spez. für den Neugeborenen zeigt.

Name und Prot.-Nr. des Kindes	Alter	Kleinste Stärke des primären Stromes, bei welchem wahrnehmbare Empfindung ausgelöst wird
Friederike V. 14236	1 Tag	400 M. A.
Marie C. 14479	6 Tage	300 „ „
Antonie K. 13694	11 „	400 „ „
Johann P. 13737	17 „	300 „ „
Antonie M.	23 „	250 „ „
Wenzel V. 14282	24 „	250 „ „

Aus diesen Untersuchungen zog der Autor den Schluß, daß die Sensibilität für Induktionsströme am geringsten beim Neugeborenen ist und im Verlaufe des ersten Jahres zu einer Intensität steigt, die bis zum 6. Lebensjahre nur eine geringe Abnahme aufweist.

Nach Czerny zeigt die Kurve der Schlaffestigkeit nur einen einzigen Gipfel (siehe S. 30, Fig. 9). Die Schlafkurve jüngerer und älterer Säuglinge unter-

[1]) Kohlschütter, Messungen der Festigkeit des Schlafes. In.-Diss. Leipzig. 1862.

[2]) Mönninghof, Piesbergen, Messungen über die Tiefe des Schlafes. Zeitschrift für Biologie. 1883.

[3]) Rosenbach, Das Verhalten der Reflexe bei Schlafenden. Zeitschr. für klinische Medizin von Frerichs und Leyden. 1880.

[4]) Czerny, Beobachtungen über den Schlaf im Kindesalter unter physiologischen Verhältnissen. Jahrb. f. Kinderh. XXXIII. Bd.

[5]) Raehlmann, Witowski, Über das Verhalten der Pupillen während des Schlafes. Arch. f. Physiol. 1878.

[6]) Plotke, Über das Verhalten der Augen im Schlafe. Arch. f. Psych. Band X. 1880.

[7]) Sander, Über die Beziehung der Augen zum wachen und schlafenden Zustande des Gehirnes. Arch. f. Psych. Bd. IX. 1878.

scheidet sich nur in bezug auf die Länge des absteigenden Schenkels. „In bezug auf die Schlaftiefe zeigen die einzelnen Schlafperioden des Säuglings untereinander keine nennenswerten Unterschiede.“

Aus seinen Ergebnissen zog er den interessanten Schluß, daß die Schlaftiefe des eingewickelten Säuglings unter denselben Bedingungen fester ist, als beim lose und wenig eingewickelten Kinde, bei welchem die Wärmeabgabe unbehindert vor sich geht, und daß die Schweißsekretion im Gesichte bei den Kindern stets nur zur Zeit der größten Schlaftiefe auftritt, während der auch die Körperwärme ansteigt. Objektiv gibt sich das Wachsein außer wenn das Kind schreit oder seinem Nahrungstriebe nachkommt, mit zeitweiligem Offenhalten der Augen kund, jedoch immer für eine äußerst kurze Zeitdauer. Es haben schon mehrere Autoren darauf hingewiesen, daß im Wachen eine Inkoordination in den Bewegungen der Augenmuskeln vorhanden ist, so daß oft ein Auge offen bleibt und ganz ziellos bewegt wird, während das andere ruhig und geschlossen bleibt.

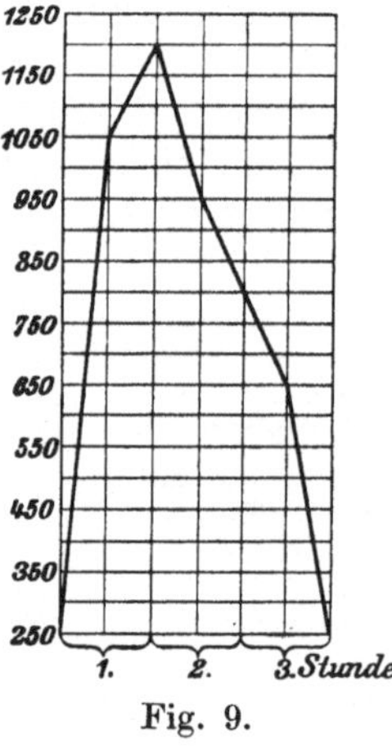

Fig. 9.

Einen starken Einfluß auf die Dauer der Schlafzeit übt auch das Milieu, in welchem der Säugling sich befindet. Es ist einleuchtend, daß ceteris paribus je weniger Erregungen von seiten sensorischer Nerven vorhanden sind, desto anhaltender der Schlaf sein wird.

Wenn ich zur Beschreibung der von mir nach den angegebenen Methoden verzeichneten Kurven während des Schlafens oder ruhigen Wachseins übergehe, so fällt uns das eine auf, daß nämlich, wenn man das Gehirn der Versuchsperson nicht vorher überanstrengt hat, keine wesentliche Volumzunahme des Gehirnes zu erkennen gibt, daß der Säugling vom wachenden in den schlafenden Zustand übergegangen ist (Fig. 16, S. 44, Fig. 25, Ende der Kurve, S. 56, Fig. 49 nach dem taktilen Reize S. 84).

Beim Erwachsenen wurde eine Gehirnvolumenzunahme von Mosso, Brodmann u. a. Autoren konstatiert. „Dem Einschlafen geht regelmäßig eine Zunahme des Hirnvolumens und gesteigerter Pulsation einher, wir dürfen daher daraus auf einen vermehrten Blutgehalt des Gehirnes unmittelbar während des Eintrittes des Schlafes schließen, sei es von arterieller Hyperämie, oder venöser Stauung begleitet“ (Brodmann[1])).

Ferner stellte Mosso fest, daß das Gehirn des Erwachsenen beim Erwachen statt eine Zunahme eine Abnahme des Gehirnvolumens erfährt, was einer Kontraktion der Hirngefäße beim Erwachen gleichkommt. Ähnliche Resultate konnte ich bei den Säuglingen nicht erzielen. Sei dies auf die immerhin in gewissen Fällen ausgeübte Technik der Untersuchung oder auf eine spezielle Eigenschaft des Säuglingsgehirnes zurückzuführen, oder besser gesagt, auf einen unvollkommenen Vasomotorenapparat desselben, der nämlich beim ruhigen Einschlafen oder beim Erwachen ohne starke äußere Reize weder eine Volumzunahme, noch im letzteren Falle eine Volumabnahme zu erkennen

[1]) Brodmann, Plethysmographische Studien am Menschen. Journ. f. Psych. u. Neurol. Bd. 1. H. 1 u. 2.

gibt. Als Regel kann gelten, daß die einzelnen Respirationsphasen länger werden und die Hirnpulse während des Schlafes an Zahl abnehmen.

„Die Atmung wird langsamer, flacher, die Exspiration gedehnter, bis sich nach derselben allmählich eine Atempause herausbildet, welche charakteristisch ist für den eigentlichen Schlaf" (Czerny l. c.).

Mosso konnte beim Erwachsenen eine überwiegende Brustatmung im Schlafe im Vergleich zur Bauchatmung feststellen.

Bei unserem Kurvenmateriale sahen wir oft ein unruhiger Werden der Atmungskurve während des Schlafes und oft länger dauernden Pausen, auch beim Fehlen einer äußeren Ursache. Das Cheyne-Stockesche Atmen, welches Mosso im Schlafe Erwachsener fand, konnten wir nicht beobachten. (Auch Czerny vermißte beim schlafenden Kinde diesen Atmungstypus.)

Im ruhigen Wachzustande dagegen ist die Pulszahl sowohl wie die Respirationszeit vermehrt. Wie früher betont wurde, zeigt die Kurve vom ruhigen zum wachen Zustande meist keine scharfe Grenze beim Säugling und manchmal war es mir unmöglich, zu sagen, befindet sich meine Versuchsperson im wachen oder schlafenden Zustande. Dagegen konnten wir beim Erwachen im Anschlusse an Reize, die imstande waren, den Säugling zu wecken, je nach der Art des Weckreizes eine Volumzunahme des Gehirnes beobachten, die freilich größtenteils auf die entstandene Mitbewegung und auf den Schreck zurückzuführen war. Dieser Befund stimmt auch mit demjenigen von Brodmann[1]) beim Erwachsenen überein. „Für die Art der beim Erwachen sich abspielenden Veränderungen der Zirkulationsverhältnisse im Körper ist der das Erwachen begleitende Gemütszustand von größerer Bedeutung als der Vorgang des Aufwachens selbst.

Ein starker Affekt, der gleichzeitig mit dem Wachzustande durch den Weckreiz herbeigeführt wird, hat vasomotorische Wirkungen von solcher Intensität im Gefolge, daß dadurch die für das physiologische (normale) Erwachen charakteristischen, plethysmographischen Vorgänge verdeckt oder vollständig in ihr Gegenteil verkehrt werden.

Während wir als typisch für den ruhigen, affektfreien Vorgang des Erwachens konstant eine Verminderung des Hirn- und nur unwesentliche Veränderungen des Armvolumens nachgewiesen haben, zeichnet sich das Erwachen unter Affektwirkung regelmäßig durch stärkere Schwankungen der Kurven aus."

Wie im Kapitel „Erklärung der Kurven" besagt wurde, konnte man bei unserem Material Schwankungen II. Ordnung und solche III. Ordnung auch undulatorische nach Mosso benannt, weder beim wachenden, noch beim schlafenden Säugling beobachten, desgleichen fallen auch die regellosen, wellenförmigen Schwankungen des Blutstroms im Schlafe Erwachsener weg, die von Mosso als psychisch-zerebrale Tätigkeiten gedeutet worden sind. Deren Ursache wäre in unbewußt bleibenden Träumen zu suchen, die eine Regung der psychischen Centra auszulösen imstande sind. Da zum Zustandekommen eines Traumes Vorstellungen mannigfacher Art vorhanden sein müssen und das Gehirn des Neugeborenen noch keine Vorstellungen produzieren kann, so fallen hier diese unregelmäßigen wellenförmigen Schwankungen von selbst

[1]) Brodmann l. c.

weg. Nur allzu häufig fanden wir beim selben Säuglinge ein verschiedenes Latenzstadium, sowohl im Schlafe, wie im Wachsein vor. Unter Latenzstadium wird allgemein die Zeit aufgefaßt, die zwischen dem gesetzten Sinneseindrucke und der folgenden Änderung der vegetativen Funktion oder der Motilität einhergeht. Daß dieses Latenzstadium während des Schlafes oft von kürzerer Dauer gefunden wurde, als beim Wachsein, geht daraus hervor, daß nicht nur individuelle Faktoren einen Einfluß ausüben, sondern daß sehr komplizierte Bedingungen, wie Ermüdung, Hunger, krankhafte Zustände etc., die psychische Reaktion früher oder später auftreten lassen. Auch für den Säugling müssen wir in diesem Sinne Brodmann beipflichten, wenn er sagt: „Mosso, der das Latenzstadium verzeichnet hat, führt diese Erscheinung darauf zurück, daß im Schlafe Reize längere Zeit brauchen, um zur bewußten Perzeption zu gelangen, als im Wachen. Diese Deutung ist jedenfalls nicht zutreffend. Wir finden zum Beispiel an Kurve 92 im Wachen (bei Schläfrigkeit) ein großes, an 91 im Schlafe gar kein solches Latenzstadium."

Das jeweilige Latenzstadium hat eine große Bedeutung für die Erklärung der Reizfolgen. Aber es wäre ein Irrtum, zu glauben, daß man aus den Kurven, wenn dasselbe ein beträchtliches war, auf den Schlafzustand, oder umgekehrt, wenn es von äußerst kurzer Dauer war, auf den Wachzustand des Säuglings hätte schließen können. Gerade im wachen, schreienden Zustande, wenn der Säugling den Paroxysmus des Zornaffektes aufweist, sieht man oft ein länger dauerndes Latenzstadium und die wirklich bestehende Hypästhesie beim wütenden Erwachsenen hat auch in der Volkssprache einschlägige Beobachtungen hervorgerufen (Lange). Die Ausdrücke „blind vor Wut" und „taub vor Zorn" bezeugen das letztere und können auch für den Neugeborenen gelten.

„In einer erbitterten Schlägerei können sich bekanntlich die Gegner gefährliche Verletzungen zufügen, ohne, daß diese eher gefühlt werden, als bis sich die Erhitzung der Gemüter zu legen anfängt; und man kann auf zwei raufende Hunde, die einander im Pelze sitzen, tüchtig losprügeln, ohne daß normale Folgereaktionen eintreten. Es ist also psychologisch richtig, wenn die Sage die Bersärker als unempfindlich gegen die in wütenden Kämpfen erhaltenen Wunden schildert, oder wenn sie berichtet, wie Ragner Lodbrogs Sohn sich bei der Nachricht vom schmählichen Tode seines Vaters bis auf den Knochen in den Finger schneidet, ohne es zu merken" (Lange)[1]).

Mannigfaltige äußere Reize waren oft imstande, beim unruhigen Kinde eine starke Beruhigung der Hirn- und Atemkurven zu bewirken, wenn der Zornaffekt noch keinen intensiven Grad erreicht hatte. (Siehe die akustischen Versuche.) Befand sich dagegen der Säugling im Schlafe und war der gesetzte Reiz nicht so stark, um ihn aufzuwecken, so konnte man oft eine Volumzunahme der Hirndruckkurve neben leichter Modifizierung der Atmungskurve feststellen (siehe S. 33, Fig. 10).

Nur allzu oft konnte man bei sehr milden akustischen Reizen eine Verlängerung der einzelnen Hirnpulse neben einer leichten Änderung der Atmungskurve beobachten. Diese Befunde stehen auch im Einklang mit den Experimenten von Brodmann und Menz beim Erwachsenen. Diese Autoren stellten

---

1) Lange, C., Die Gemütsbewegungen, ihr Wesen und ihr Einfluß auf körperliche, besonders auf krankhafte Lebenserscheinungen. Würzburg 1910.

fest, daß speziell bei akustischen Reizen im Schlafe auch regelmäßig eine Verlängerung des Pulses einherging (siehe S. 20, Fig. 4).

„Auch bei der einen Versuchsperson von Meys läßt sich durch Ausmessung nachweisen, daß die Einwirkung eines akustischen Reizes auf den Schlafenden außer der Volumzunahme des Gehirnes von einer Verlängerung der Pulse (Verminderung der Pulszahl) gefolgt ist, eine Tatsache, welche übrigens Meys übersehen zu haben scheint“ (Brodmann).

Oft dagegen konnten stärkere akustische Reize, die jedoch nicht imstande waren, das Kind zu wecken, eine Pulszunahme neben einer Atmungsverlangsamung hervorrufen (siehe S. 51, Fig. 19). Wie man diesen Befund sich erklären kann, werde ich im Kapitel über akustische Sinneseindrücke auseinander zu setzen versuchen.

Einen ähnlichen Befund beschreibt Mosso bei seinen Versuchen; er konstatierte nämlich eine Höhenzunahme der Pulsationen bei Sinnesreizen, die nicht imstande waren, zum Erwachen zu führen.

Mosso schreibt den Reflexbewegungen der vegetativen Organe (speziell der Zirkulation und Atmung) die Funktion eines Verteidigungsapparates für den Organismus zu, durch den schädliche Einflüsse des äußeren Milieus unbewußt durch die niederen Hirnteile überwacht werden und sobald eine Gefahr drohe, käme es dadurch zu einer gesteigerten Tätigkeit der psychischen Zentren.

Bei einer Zusammenfassung unserer Befunde über das Wachsein und Schlaf des Neugeborenen läßt sich folgendes sagen:

Aus den Kurven ist nicht oft der Unterschied zwischen dem ruhigen Wachsein und dem Schlafzustande zu ersehen; der Regel nach werden beim

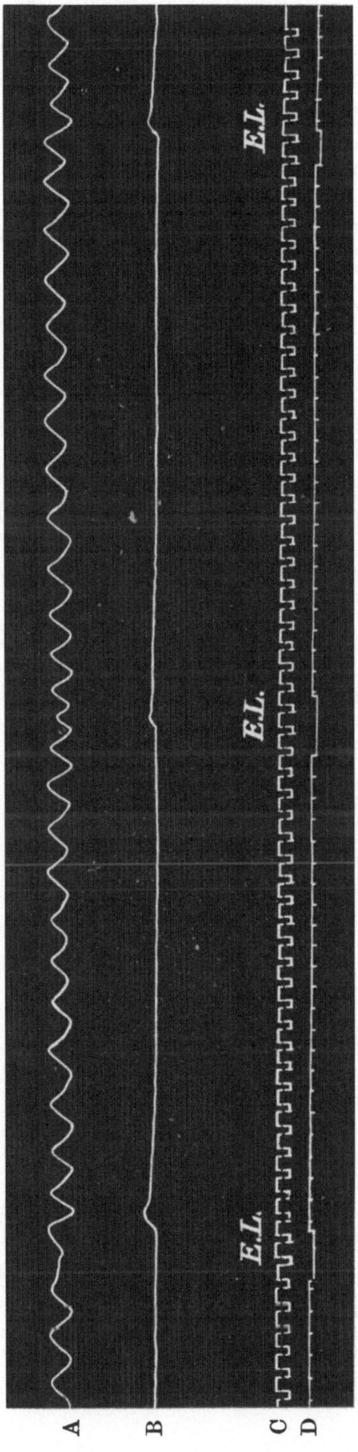

Fig. 10. (4/5 der Originalkurve.) A = Atmungskurve, B = Hirnkurve, C = Zeiteinteilung auf 1/2", D = Versuchsdauer.

Schläfer die einzelnen Atmungspausen länger und die Hirnpulse nehmen der Zahl nach ab.

Der Unterschied der Kurven vom Schlafzustande beim Übergehen ins Wachen ist um so geringer, je schwächer der Reiz war, der den schlafenden Säugling traf. Aus dem Latenzstadium zwischen gesetztem Reize und folgender Reaktion ergibt sich kein sicherer Anhaltspunkt für den Wach- oder Schlafzustand.

Während des Schlafes ersieht man manchmal auf einen Reiz hin eine Modifikation sowohl der Atmung als auch der Hirnkurve auftreten, ohne daß das Kind aus dem Schlafe geweckt wurde (siehe S. 52, Fig. 21).

Der Übergang vom ruhigen Zustande in den Schlaf ist beim Säugling noch schwerer an der Hand der Kurven auseinander zu halten.

Ebenso konnten wir mit Bestimmtheit die Schwankungen II. und III. Ordnung des Erwachsenen bei unserem Materiale nicht nachweisen.

Was die Intensität des Schlafes beim Säugling anbelangt, so konnten wir feststellen, daß dieselbe 45 Minuten bis zu einer Stunde nach dem Einschlafen am tiefsten war, besonders wenn der Säugling vorher Nahrungsaufnahme zu sich genommen hatte oder durch vielfältige Reize ermüdet war.

Wir beurteilen die Schlaftiefe je nach der Stärke des Reizes, welche nötig war, um das Kind in den wachenden Zustand zu überführen, die Zeit einer Stunde stimmt auch mit den Versuchen Czernys für die größte Schlaftiefe überein, der mit genaueren Methoden die Schlaftiefe feststellte.

Der viele Stunden des Tages dauernde Schlaf des Neugeborenen wird durch die Milchdiät und durch die Erschöpfung des noch nicht entwickelten Nervensystems herbeigeführt und man konnte nach verschiedener Qualität und Quantität der Milch einen intensiveren und lang anhaltenderen Schlaf feststellen.

4. Der Gesichtsinn des Neugeborenen.

Wenn man die Sehleistung des Säuglings mit dem Sehvermögen der Tierwelt vergleicht, so fällt auf, daß einerseits der menschliche Neugeborene gegenüber solchen anderer Tierspezies, z. B. speziell der Vögel, weniger entwickelt ist, im Vergleiche andererseits zu vielen anderen Säugetieren, die blind zur Welt kommen, eine frühzeitige Überlegenheit auf diesem Sinnesgebiete aufweist.

Erstaunlich ist die Vollkommenheit der Leistung auf dem optischen Sinnesgebiete bei den ganz jungen Hühnchen im Vergleiche zum menschlichen Neugeborenen. Werden ihnen einige Tage lang die Augen ohne Verletzung geschlossen gehalten, so verfolgen sie oft zwei Minuten nach Abnahme des Verbandes die Bewegungen kriechender Insekten mit der ganzen Präzision alter Hühner. Binnen 2—15 Minuten picken sie nach irgend einem Gegenstand, mit einer fast unfehlbaren Genauigkeit für die Entfernungen orientiert. War das Objekt jenseits der Pickweite, dann laufen sie auf es zu und treffen es jedesmal. Das Ergreifen im Augenblick des Pickens ist eine schwierige Operation. Obgleich zuweilen beim ersten Versuch ein Insekt mit dem Schnabel erfaßt und verschluckt wird, muß zumeist der Akt des Zugreifens mehrmals wiederholt werden (Romanes)[1].

Schon einzellige Organismen zeigen eine Empfindlichkeit für Licht, so daß Engelmann[2]) u. a. beobachten konnte, daß die jeweilige Lichtstärke einen Einfluß auf die Bewegungen derselben auszuüben vermochte. So fand er bei Euglena viridis eine durchsichtige und farblose Stelle im Protoplasma, die für Licht empfindlich ist und Haeckel[3]) erwähnt in geistreicher Weise, daß es schon „unter den mikroskopischen Urtierchen sowohl Lichtfreunde, als Obskuranten gibt." Schon im Pflanzenreiche konnte Haberland[4]) Lichtsinnesorgane nachweisen, denen die Aufgabe zufallen soll, gewisse Bewegungen gegen die Lichtquelle auszuführen.

Die festsitzenden Formen der Tiere entbehren, gleich den meisten Pflanzen, durchaus der Lichtsinnesorgane, es sei denn, dass sie in einzelnen Teilen beweglich sind. (Pütter[5]).) Bei den Medusen, die die niederste mit Nerven ausgerüstete Tierklasse darstellen, konnte Romanes beobachten, wie dieselben durch das Licht beeinflußt wurden, indem sie einer Laterne folgten, wenn diese in einer dunklen Stube um ihren Behälter bewegt wird.

„Mehr oder weniger komplizierte Formen von Nervenzellen und Fasern sind bei allen seither untersuchten Arten deutlich unterschieden; wenn man aber die besonderen spezifischen Formen miteinander vergleicht, so scheint es beinahe, als ob die speziellen Sinnesorgane dort, wo sie zuerst im Tierreich auftreten, sozusagen in der Mannigfaltigkeit ihrer möglichen Formen schwelgten" (Romanes).

Unter den Echinodermen kriechen die Seesterne und die Seeigel nach dem Lichte, auch wenn die Lichtstärke so gering ist, daß sie für das menschliche Auge kaum perzipierbar ist (Ewert).

---

[1]) Romanes, Die geistige Entwickelung im Tierreiche. Leipzig 1887.

[2]) Engelmann, Pflügers Arch. f. Physiol. XXIX. 1882.

[3]) Haeckel, Populäre Vorträge. 2. H. Bonn.

[4]) Haberlandt, Physiologische Pflanzenanatomie. Leipzig 1909.

[5]) Pütter, A., Vergleichende Physiologie. Jena. 1911.

Bei den Artikulaten findet man den einfachsten Typus eines Sehapparates bis zu den hochkomplizierten Augen der Insekten. Die Daphnien verteilen sich nach Lubbocks [1]) Versuchen in einem Gefäße dort wo die größte Helligkeit ist und nach der Helligkeit geordnet, ließe sich feststellen, daß wir für die Daphnien folgende Anordnung der Farben bekommen: gelbgrün, rot, blau, violett (Pütter).

„Bei den niedrigsten Würmern" schreibt Haeckel „wird das Auge bloß durch einzelne Farbstoffzellen oder Pigmentzellen vertreten; bei anderen gesellen sich dazu lichtbrechende Zellen, die eine einfachste Linse bilden. Hinter diesen Linsenzellen entwickeln sich Sehzellen, welche in einer einfachen Lage eine Netzhaut einfachster Art bilden und mit den feinsten Endfäserchen des Sehnerven in Verbindung stehen. Endlich bei den Alciopoden, hochorganisierten Ringelwürmern, die an der Oberfläche des Meeres schwimmen, hat die Anpassung an diese Lebensweise eine solche Vervollkommnung des Auges bedingt, daß es den Augen niederer Wirbeltiere nichts nachgibt. Da finden wir einen großen kugeligen Augapfel, der außen eine geschichtete kugelige Linse, innen einen umfangreichen Glaskörper umschließt. Unmittelbar um diesen herum liegen die lichtempfindenden Stäbchen der Sehzellen, welche durch eine Schicht von Farbstoffzellen von der äußeren Ausbreitung des Sehnerven, der Netzhaut getrennt werden. Die innere Hautdecke umhüllt den ganzen, frei hervorragenden Augapfel und bildet über demselben eine durchsichtige Hornhaut."

Auffallend ist ferner die Tatsache, daß die Gastropoden außer am Kopfe noch auf dem Rücken Augen tragen.

Die Fische besitzen im allgemeinen eine große Sehschärfe und Bauer konnte feststellen, das Charax puntazzo auf gefärbtes Licht stark reagiert. „Die Tiere, die in den beiden Hälften des Versuchsgefäßes, die mit dem verschieden intensiven Lichte beleuchtet wurden, unbeeinflußt umherschwammen, mieden sofort diejenige Hälfte, die mit rotem Lichte beleuchtet wurde" (Pütter l. c.).

Die Sehschärfe der Vögel wird von keiner anderen Klasse der Lebewesen übertroffen; sogar die Säugetiere, die die ausgebildesten Sinnesorgane besitzen, stehen, was den Gesichtssinn betrifft, hinter den Vögeln weit zurück.

„Wenn eine Biene in einer Blüte umhergeht ist ihre spezifische Sehschärfe der des Menschen um das 57fache überlegen. Sie kann in einer Entfernung von einem Millimeter Gegenstände bei 25 μ Abstand getrennt erkennen. Das ist eine Leistung, die wir nur mit Hilfe des Mikroskopes erreichen, denn nur dies optische Hilfsmittel ermöglicht uns so nahe an ein Objekt heranzukommen, daß scharf gesehen werden soll, wie es die Biene mit Hilfe ihres Auges kann (Pütter l. c.).

Ob in den letzten Monaten der Gravidität der menschliche Fötus Lichtempfindung hat, wird von den meisten Psychologen verneint, dagegen von Cabanio bejaht.

„Bezüglich der Sinne kann man es als sicher bezeichnen, daß vor der Geburt keine Lichtempfindung, kein Phosphen durch Druck oder Zerrung der Sehnerven oder der Netzhaut stattfindet und doch wird unmittelbar nach der Geburt hell und dunkel unterschieden" (Preyer).

Da aber geraume Zeit vor der Geburt (Frühgeburten) die Netzhaut Lichteindrücke aufzunehmen imstande ist, so erscheint es mir nicht ausgeschlossen, daß bei Einwirkung starker künstlicher Lichtstrahlen die reife Frucht Lichtreize aufnehmen könnte und vielleicht am Röntgenschirme die jeweils nach einer starken Lichteinwirkung beim Fötus auftretenden Bewegungen registrierbar wären.

Vom Gesichtssinne des menschlichen Säuglings kann man mit Bestimmtheit sagen, daß das räumliche Sehen nicht vorhanden ist. Hierbei kommt insbesondere in Betracht, daß die Augenbewegungen, die eine conditio sine

---

[1]) Lubbock, J., Ameisen, Bienen und Wespen. Intern. Biblioth. Leipzig 1883.

qua non zum Fixieren und Verfolgen eines Gegenstandes sind, beim menschlichen Säugling erlernt werden müssen.

Die Theorie der optischen Raumwahrnehmung hat die Physiologen und Psychologen in zwei Schulen geteilt (Compayré). Die Nativisten, die behaupten, daß die Wahrnehmung der drei Dimensionen des Körpers und der Entfernung dem Menschen angeboren sei, so wie bei kleinen Tieren.

Hingegen nimmt die empiristische Schule (Helmholtz) an, der Erfolg einer fortschreitenden Anpassung des Gesichtssinnes sei ein Erwerb der Erfahrung. (Ähnlich auch Raehlmann, physiologisch-psychologische Studien über die Entwickelung der Gesichtswahrnehmung bei Kindern und bei operierten Blindgeborenen). Auch wenn alles in allem das Sehen des Neugeborenen mit demjenigen am operierten Blindgeborenen nicht verglichen werden kann, da beim letzteren die Tastempfindungen schon lange gewisse Vorstellungen in bezug auf die Dimensionen der Körper hatten erwecken müssen, weil ferner die meisten Blindgeborenen, die erst das Sehen nach einer Operation erlangt haben, nur ein Auge benützen können und wegen der bisherigen Afunktion eine Untererregbarkeit der Netzhaut eingetreten war, so „erscheint trotzdem die Art, wie in beiden Fällen sehen gelernt, das Auge geübt und die Verknüpfung von Sehen und Tasten erworben wird, übereinstimmend — namentlich der Franzsche Fall 1841 zeigt deutlich, wie groß die Übereinstimmung ist" (Compayré).

So machte Franz Versuche, wobei die Operierten angaben, ein Würfel und eine Kugel seien ein Viereck und eine Scheibe, das Gesicht eine ebene Fläche. Mill berichtet ferner von solchen frisch operierten Kranken, die meinten, daß die gesehenen Gegenstände das Auge berührten. Hierzu bemerkt dieser Autor richtig, die scheinbare Berührung der Augen durch die gesehenen Gegenstände sei nur eine Voraussetzung gewesen, welche die Patienten machten, weil sie dieselbe mit dem Auge wahrnahmen. Den Tasterfahrungen zufolge war Perzeption eines Gegenstandes und Berührung desselben unlösbar in der Vorstellung verknüpft (Preyer)[1].

Die soeben operierten Blindgeborenen zeigen kein Vermögen zur Distanzschätzung und keine Formwahrnehmung, ebenso wie der Neugeborene.

Ein Blindgeborener, einige Tage nach der Operation über seine Eindrücke befragt, gab zur Antwort: „Ich habe ein großes Lichtfeld, wo alles trübe durcheinander und bewegt ist" (Compayré)[2].

Dazu kommt, daß der menschliche Säugling kurzsichtig ist (Jäger und Preyer) und es fehlt noch das Vermögen zur Fixation. Es sind ferner auch Schielbewegungen bei ihm zu sehen; dieses Schielen soll nach Cuignet bis zu 20 Tage nach der Geburt dauern.

Kinder können in der ersten Zeit, ungefähr in den ersten drei Monaten, nicht recht sehen. Sie haben zwar die Empfindung vom Lichte, können aber nicht die Gegenstände voneinander unterscheiden. Man kann sich überzeugen, wenn man ihnen etwas Glänzendes vorlegt, so verfolgen sie es nicht mit den Augen. (Kant, Über Erziehung § 48.)

---

[1]) Preyer, l. c.

[2]) Compayré, l. c.

Das Kind sieht so undeutlich, als wenn vor seinen Augen Gegenstände im Nebel gehüllt würden und erreicht allmählich mit der Zeit eine bessere optische Wahrnehmung, wie wenn von einem Gemälde allmählich deckende Schleier, die es verhüllten, wegfallen.

„Anders ist es beim Tiere. Der Prozeß der Distanzschätzung in dem Gehirne des noch nicht zweitägigen, bis vor zehn Minuten nichts sehenden Tieres vor dem Hinabspringen mag noch so unvollkommen sein, er beweist, daß schon so früh die dritte Raumdimension durch das Auge als das Resultat „von Netzhauteindrücken" zum Bewußtsein kommt, anderenfalls hätte das Tier vor dem Sprung nicht niederknien können" (Preyer).

Nach diesem Autor lernt das Kind sich der Augenmuskeln bedienen, wie es bald die Schenkelmuskeln beherrschen lernt zum Gehen und vor dem Ablauf des dritten Monats nach der Geburt soll es nicht einen Gegenstand mit den Augen verfolgen können (ebenso Cuignet)[1]).

Was das Alter betrifft, in welchem die Kinder die Farben zuerst unterscheiden können, so ist dieses nach der Arbeit von Garbini [2]) erst im Verlaufe des zweiten Jahres und zwar sollen nach diesem Autor Mädchen die Farben schlechter differenzieren können als gleichalterige Knaben; wenn also Preyer berichtet, daß ein rosafarbiger Vorhang, der von der Sonne beleuchtet war und einen Fuß vor dem Gesichte seines Kindes hing, wegen seiner Farbe einen Eindruck auf sein 23 Tage altes Kind gemacht hat, so erscheint dieser Termin für eine farbige Wahrnehmung doch viel zu früh zu sein.

Wenn wir nun zur Frage übergehen: Ist der optische Sinneseindruck für den Säugling angenehm oder unangenehm, so finden wir unter den Autoren die widersprechendsten Meinungen. Tiedemann[3]), der zuerst die Psychologie des Kindes beschrieben hat, findet eine Begründung, daß die Kinder angenehm das Licht empfinden, in der folgenden Beobachtung: „Bekanntlich, wenden die Kinder gleich darauf und danach, so oft sie erwachen, die Augen nach dem Lichte; ein Beweis, daß das Licht auf sie einen angenehmen Eindruck macht."

Compayré findet einen Ausdruck des Wohlgefallens bei dem Säuglinge hierin, daß, falls das Kind weint, man dasselbe nur ins Helle zu bringen braucht und es ruhig wird. „Das diffuse Licht gefällt ihm." Später sagt er hinzu: „Mit Unrecht haben sonst gewissenhafte Beobachter der Kindesnatur es als eine ausgemachte Wahrheit angesehen, daß der Neugeborene vom ersten Augenblick des Lebens an das Tageslicht mit Begierde aufsuche und mit Vergnügen wahrnehme."

Espinas hebt richtig hervor, daß die Neugeborenen am Abend und in der Dämmerung die Augen öffnen. Preyer und andere Beobachter dagegen finden, daß die Säuglinge eine ausgesprochene Antipathie für das Licht besitzen, die sogar als eine Art von Photophobie bezeichnet wurde.

Daß ein optischer Sinneseindruck, besonders wenn der auslösende Reiz ein starker ist, beim Neugeborenen vermutlich mit Unlusterregung einhergeht, werde ich später bei den Kurven mit optischen Reizen noch näher er-

---

[1]) Cuignet, Annales d'oculistique. Bruxelles. 31. Bd.

[2]) Garbini, Evoluzione del senso cromatico dei bambini. Verona 1887.

[3]) Tiedemann, Beobachtungen über die Entwickelung der Seelenfähigkeit bei Kindern. Altenburg 1897.

örtern. Wir haben ja auch bei den operierten Blindgeborenen einen Anhaltspunkt, der diese Meinung verstärkt.

Wardrop operierte eine 46jährige blinde Frau, die nach der Operation den heftigen Reiz des Tageslichtes unangenehm empfand. „Die Kranke beklagte sich über die Helligkeit, die ihrem Auge weh tue."

Es wird nun jetzt unsere Aufgabe sein, die objektiven Erscheinungen, die auf optische Reize hin entstehen, einer Besprechung zu unterziehen.

Gleich nach der Geburt beobachtet man, wie beim Säugling plötzliche und starke Lichteinwirkung ein Schließen der Augen hervorruft. Diese Augenbewegung wird von Darwin (Beobachtung über seinen Sohn Doddy) als nicht angeboren angenommen. Ich konnte diese Bewegung bei eintägigen Kindern oft während des Schlafes konstatieren, ohne daß die Säuglinge wach wurden. (Ähnlich lauten auch die Mitteilungen von Preyer.)

Ferner ist immer eine prompte Reaktion der Pupille beim Öffnen der Augen im Sinne einer Veränderung auf Lichtreize zu sehen. Interessant ist ferner die Beobachtung von Preyer, der ein reifes, neugeborenes Kind, welches ohne Gehirn zur Welt kam und mehrere Tage lebte, mit Lichtreizen prüfte und feststellte, daß die Pupillen des Kindes nicht im geringsten reagierten, als er auf dessen Augen direkt Sonnenlicht fallen ließ.

Andere Ausdrucksbewegungen auf optische Reize sind Bewegungen des Halses im Sinne einer Kopfwendung und ausfahrende Exkursionen der Arme und Beine.

Derlei Motilitätsäußerungen, speziell die des Kopfes, ebenso die unkoordinierten Bewegungen der Augen (die Augen werden oft in ganz entgegengesetzter Richtung gewendet) können unmöglich als intendierte Ausdrucksbewegungen, sei es des Kopfes, sei es der Blickrichtung, gedeutet werden. Oft ist ein Lichteinfluß nicht nur von Bewegungsäußerungen, sondern auch von Schreien und heftiger Unruhe des Kindes begleitet.

Eigene Untersuchungen.

Die Betrachtungen und die Analyse der aufgenommenen Kurven von der großen Fontanelle führte uns zu folgendem Ergebnisse. Es wurden 110 optische Einzelversuche gemacht und in einer Reihe von Fällen an einem und demselben Säugling mehrere Versuche vorgenommen.

Als optische Reize dienten:

1. Stark leuchtende elektrische Lampen.
2. Mittelstark leuchtende elektrische Lampen.
3. Sehr schwach leuchtende elektrische Lampen.
4. Bengalische, verschiedenfarbige Flammen.

Ich muß hier betonen, daß bei weitem die Mehrzahl der 110 angestellten optischen Versuche mit weißem Lichte als Reizquelle vorgenommen wurden, und daß deshalb die Resultate mit farbigen Lichtern nicht als definitiv angesehen werden können. Es sei nebenbei bemerkt, daß für das menschliche Auge das gelbe Licht die größte subjektive Helligkeit besitzt, wenn wir ein Spektrum betrachten; berücksichtigt man aber die Energieverteilung im Spektrum und vergleicht die Wirkung gleicher Lichtmengen aus verschiedenen

Spektralbezirken, so ist der Reizwert des grünen Lichtes am größten (Pütter)[1]).

Ferner soll nicht unerwähnt bleiben, daß die Zeitdauer, während welcher der optische Reiz einwirkte, sehr verschieden gewählt wurde, so daß die Lichtquelle nur einmal aufblitzte, das andere Mal auf mehrere Sekunden leuchtete. Die Versuche wurden an wachen und schlafenden Säuglingen vorgenommen.

Außer einem Säugling, der stark ermüdet war, da bei ihm unmittelbar früher zwei Kurven mit allen möglichen Reizmitteln aufgenommen worden waren und er daher in einen festen Schlaf versunken war, konnte man bei allen optischen Versuchen eine deutliche Reaktion eintreten sehen. Bei dem letzterwähnten Säuglinge wurde während des Schlafes fünfmal sein Gesicht mit der elektrischen Lampe beleuchtet und dreimal davon ist weder an der Atemkurve noch an der Hirnkurve eine Änderung zu sehen gewesen. Einer von diesen drei Versuchen wurde außerdem mit einer sehr schwachen Lichtquelle vorgenommen. Bei 110 Versuchen haben wir also nur dreimal und zwar am selben Säugling keine Reaktionen eintreten gesehen.

Wie manifestiert sich nun der Effekt des optischen Reizes in den Kurven?

Wenn das Kind schläft, oder im ruhig wachenden Zustande sich befindet, so sieht man als Resultat des weißen Lichteindruckes durch eine elektrische Lampe oft sofort, oft dagegen nach einem Latenzstadium von ½ bis 2 Sekunden eine deutliche stufenförmige Zunahme der Fontanellenkurve mit unwesentlicher Atmungsmodifikation (siehe S. 33, Fig. 10, bei einem schlafenden Säuglinge aufgenommen). Wird der Reiz wiederholt, so erfolgt oft allmählich ein stärkerer Ausschlag der Reaktion und der Säugling wird unruhig (siehe S. 41, Fig. 11, das Unruhigwerden der Kurven beim dritten Versuche). Dauerte dagegen der Reiz längere Zeit, so beobachtete man auch während des Schlafens, mit einem Anstieg der Hirndruck-Kurven, ein gleichmäßiges Sinken der Respirationskurven (siehe S. 41, Fig. 12) und bei der letzten Wiederholung des Reizes (3) sieht man auch hier, wie die Respirationskurve ansteigt und das Kind alsbald erwacht. Ist die Lichtstärke besonders stark und zeigen sich bei der Versuchsperson infolge des Lichteindruckes die äußeren Zeichen des Erschreckens, so zeigt sich auf den Kurven ein Ansteigen der Hirnkurven und der Respirationskurven im gleichen Sinne (siehe S. 41, Fig. 13). Dieser uns ziemlich auffallende Anstieg der Respirationskurven ist auf eine plötzliche Spannung der Bauchdecken, verbunden mit einem plötzlichen Inspirium, wie dies bei einem Erschrecken auch beim Erwachsenen zustande kommt, zurückzuführen. Ähnliche Befunde werden uns auch bei vielen Kurven mit anderen starken Sinneseindrücken noch unterkommen.

Auf S. 42, Fig. 14 sieht man einen besonders starken Ausschlag der Schreibhebel nach dem Aufblitzen einer elektrischen Lampe. Der Ausschlag wird durch das Auftreten starker Bewegungen seitens des Säuglings modifiziert und gesteigert. Während des heftigen Schreiens sehen wir deutlich, daß (S. 43, Fig. 15) der Schein des elektrischen Blitzlichtes die Respirationskurven und in noch stärkerem Grade die Hirnkurven zum Steigen bringen.

[1]) Pütter l. c.

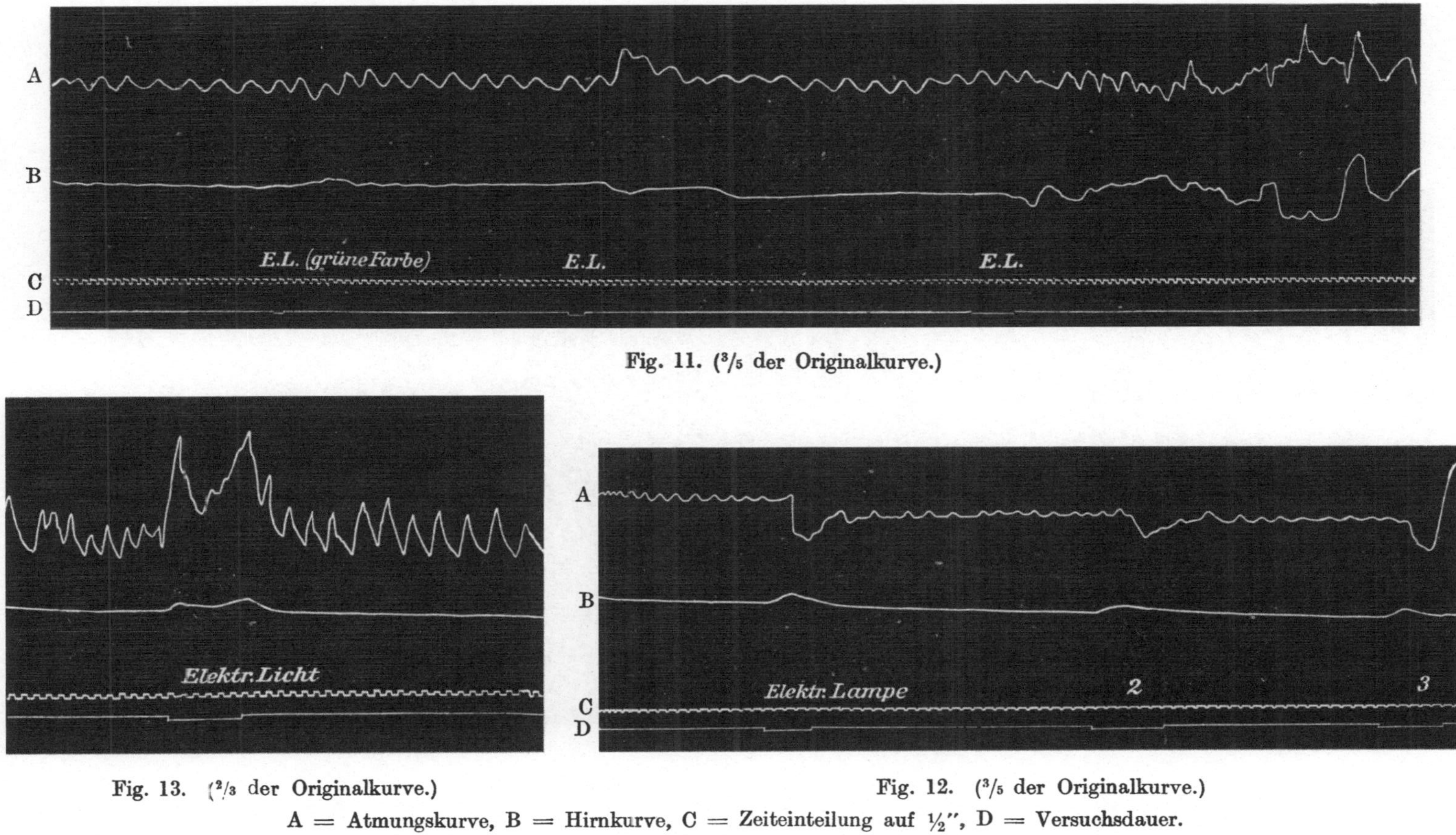

Fig. 11. ($^3/_5$ der Originalkurve.)

Fig. 13. ($^2/_3$ der Originalkurve.)

Fig. 12. ($^3/_5$ der Originalkurve.)

A = Atmungskurve, B = Hirnkurve, C = Zeiteinteilung auf $\frac{1}{2}''$, D = Versuchsdauer.

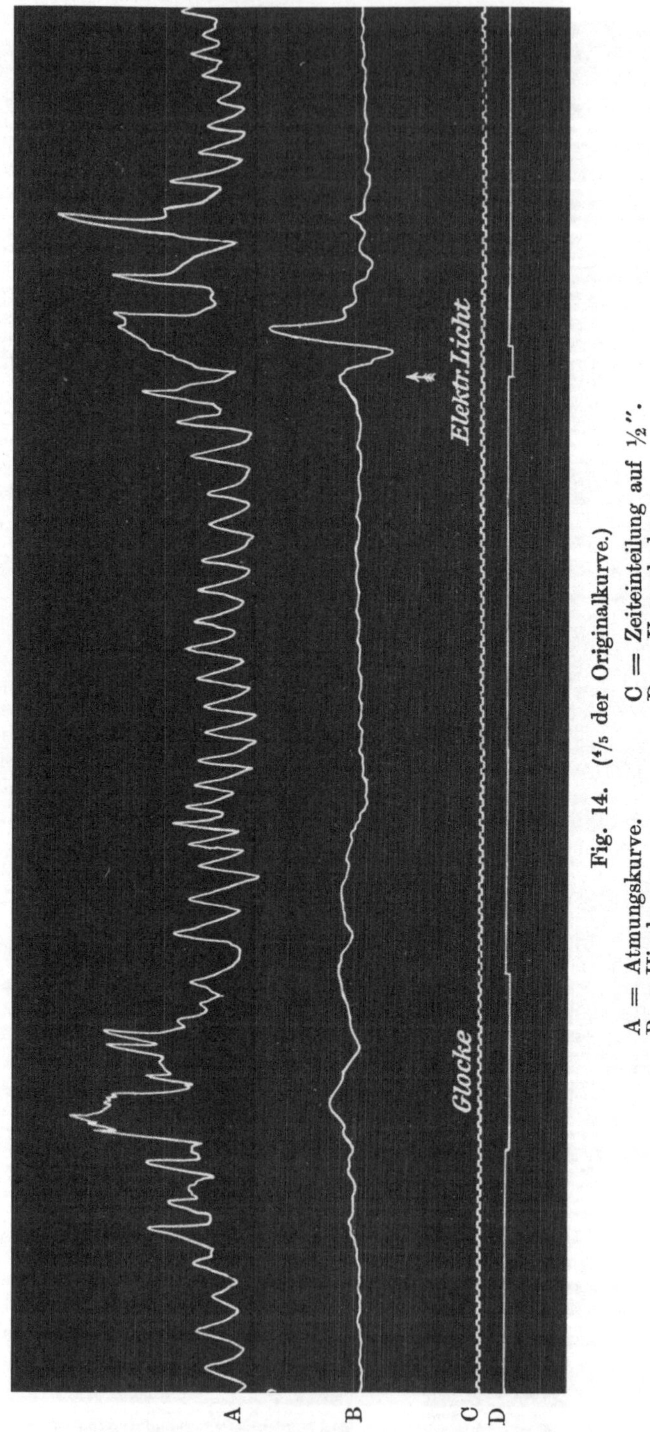

Fig. 14. (4/5 der Originalkurve.)

A = Atmungskurve. C = Zeiteinteilung auf 1/2″.
B = Hirnkurve. D = Versuchsdauer.

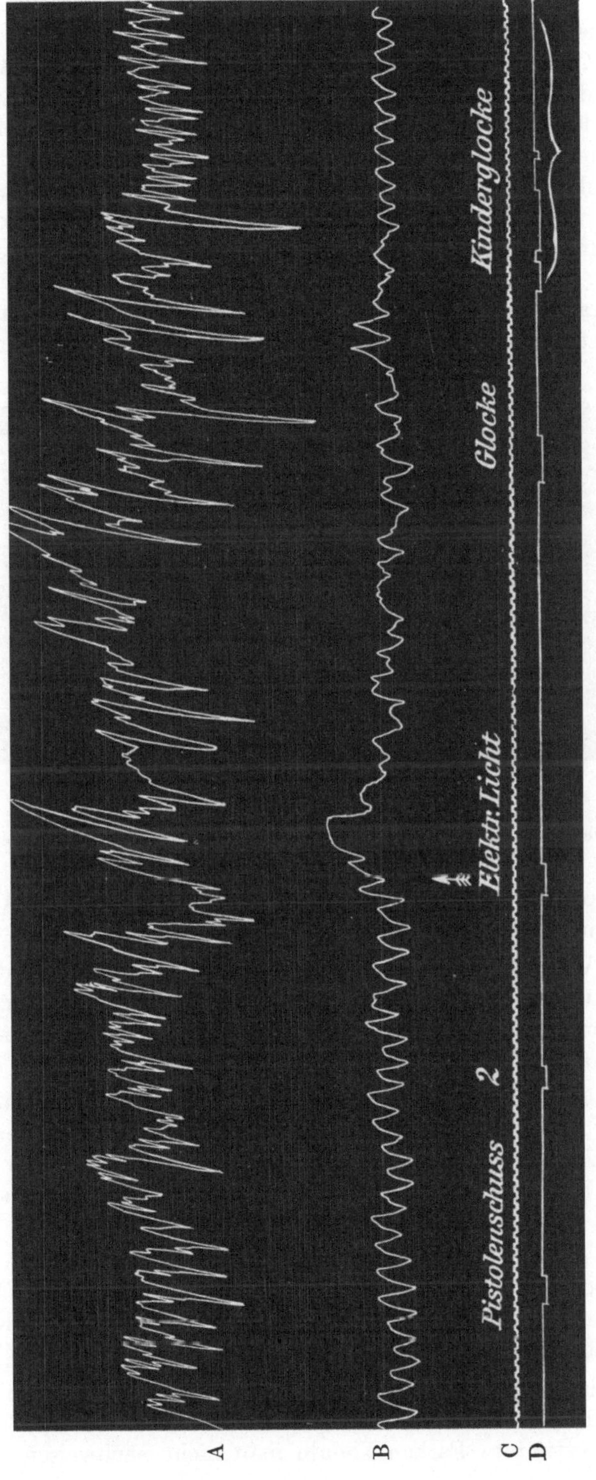

Fig. 15. ($^6/_7$ der Originalkurve.)

A = Atmungskurve.
B = Hirnkurve.
C = Zeiteinteilung auf $^1/_2''$.
D = Versuchsdauer.

In starkem Kontraste hierzu erscheint der Befund aus der Fig. 16, S. 44. Aus dieser Kurve geht nämlich hervor, daß keine wesentliche Änderung des Kurvenverlaufes durch den optischen Reiz (E. L.) eintritt. Im Gegenteile, drei Sekunden später beruhigen sich die Kurven in auffälliger Weise und auf einmal verschwinden sogar die Respirationskurven, um sodann kleinen und regelmäßigen Schwankungen Platz zu machen. Diese kleineren Schwankungen an den oberen Kurven sind aber keine Respirationswellen, sondern von der Aorta abdominalis fortgeleitete Pulsationen. Wie kann man sich dies erklären? Nach einem starken Aufregungszustande, wie dies das Schreien am vorderen Teile der Kurven angibt, zeigt das Kind einen Erschöpfungszustand und die Atmung wurde thorakal und äußerst oberflächlich, so daß der stark aufgeblasene und festgeschnürte Abdomen-Pneumograph

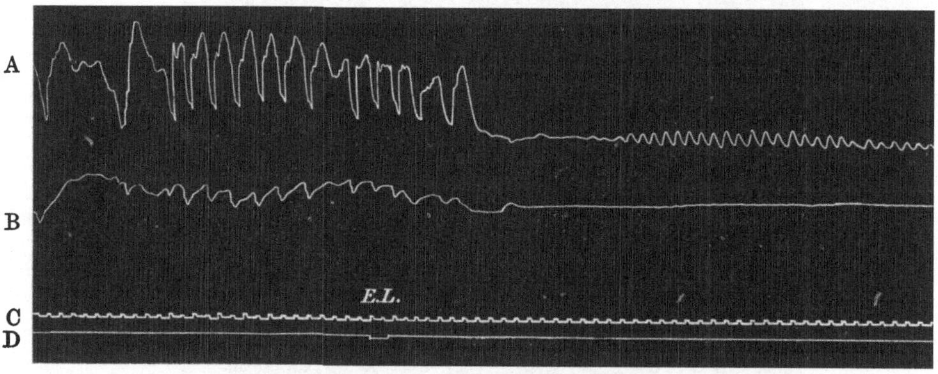

Fig. 16. (½ der Originalkurve.)
A = Atmungskurve, B = Hirnkurve, C = Zeiteinteilung auf ½″, D = Versuchsdauer.

die leichten Respirationsphasen nicht wiedergibt und dafür die Aorta-Pulsationen stärker zum Vorschein kommen.

Daß diese Vermutung die richtige ist, geht daraus hervor, daß die gezählten Schwankungen 130 an der Zahl in der Minute betragen und daß dieselben an der Fortsetzung der Kurve, die sich leider nicht mehr in der Figur vorfindet, genau synchron mit den Hirnpulsen der unteren Kurve sind.

Ob in diesem Falle das elektrische Licht diese Beruhigung zustande gebracht hat, muß natürlich als fraglich hingestellt werden, auch wenn hie und da die Aufmerksamkeit infolge eines Sinnesreizes ähnliches Ruhigwerden der Kurven bedingt hat. Jedenfalls sehen wir bei der Fig. 16 den sonst beobachteten Anstieg nicht.

Wenn man einen nicht grell beleuchteten Gegenstand vor die Augen des Säuglings hält, so sieht man keine Schwankungen an den Kurven. Bei den Versuchen muß eine rasche Luftbewegung vermieden werden, denn sonst erhält man eine Reaktion auf den taktilen Reiz.

Gefärbte Lichter geben, so viel ich dies untersuchen konnte, einen ganz ähnlichen Befund wie das weiße Licht der elektrischen Lampe. Besondere Reaktionen auf bestimmte Farben konnte man nicht nachweisen.

Zusammenfassung:

Im allgemeinen kann es als Regel gelten, daß, je stärker der optische Reiz, desto stärker „ceteris paribus“ auch der Ausschlag ist.

So erhält man verschiedene Resultate: Wenn der Säugling im hungrigen oder im gesättigten Zustande sich befindet, wenn er müde oder erst aus einem erquickenden Schlafe erwacht ist.

Wie wir oben gesehen haben, finden wir beinahe immer auch im Schlafe und beim Schreien Reaktionen auf Lichtreize (wenn dieselben stark genug sind) und zwar auch dann, wenn die Augen geschlossen sind. Die Dünnheit der Augenlider und das teilweise Offenbleiben der Lidspalten im Schlafe wirken hierbei jedenfalls begünstigend.

Wenn wir uns die Frage nach den Erscheinungen des mit dem Sinneseindrucke entstehenden Begleitgefühles vorlegen, ob die Lichteindrücke angenehm oder unangenehm auf den Neugeborenen wirken, so kann zunächst festgestellt werden, daß starke und plötzliche Lichtreize von allen äußeren Erscheinungen der Unlust gefolgt sind. Hierbei hebe ich ein für allemal hervor, daß ich mir wohl bewußt bin, daß Lust-, Unlust-, Spannungs-, Schreck- etc. Gefühle und Affekte als subjektive Erlebnisse beim Säuglinge, subjektiv schon vermöge der andersartigen nervösen Funktion andere sein müssen, als beim Erwachsenen.

Wenn ich dieselben Termine wähle, soll damit nicht eine Kongruenz des Gefühlslebens des Säuglings, sondern nur eine Analogie ausgedrückt werden.

So weit das Kurvenmaterial Aufschlüsse zu geben imstande ist, kann als auffällig bezeichnet werden, daß der Kurvenausschlag nach optischen Reizen ein auffällig starker ist, und daß er bei Reizen, von denen angenommen werden darf, daß sie auch für den Säugling nicht unlusterregend sind, so starke Ausschläge nicht zu sehen sind.

Feststellungen über das Begleitgefühl, wie sie in erfolgreicher Weise von Lehmann, Berger, Zoneff-Neumann und von anderen beim Erwachsenen gemacht wurden, konnten für den Säugling infolge der Mängel der Methodik nicht gemacht werden.

Es entspricht auch der alltäglichen Erfahrung, daß der Säugling sich im halbverdunkelten Raume ruhiger verhält. Wenn einige Autoren hervorheben, daß, im Falle ein Säugling weint, derselbe, um beruhigt zu werden, nur ins Helle getragen zu werden braucht, so beruht dies nur auf eine ungenaue Beobachtung, denn es kommen auch taktile Eindrücke (das Fassen und Tragen des Kindes) sowohl wie akustische Sinneswahrnehmungen als beruhigende Faktoren in Betracht. Freilich haben einige Male auch bei unseren Säuglingen Lichteindrücke eine beruhigende Wirkung gehabt, aber ich glaube, nicht mit Unrecht, dies eher auf Rechnung einer „Spannung“ als auf ein Lustgefühl beziehen zu dürfen.

Aus dem Gesagten geht aber hervor, daß der Säugling vom ersten Tag der Geburt an eine deutliche Beeinflussung der Atmung und der Hirnkurve durch Lichtreize bestimmter Intensität im Sinne einer Volumsvermehrung zeigt und bei starken Lichtreizen traten Atemschwankungen auf, wie sie denen beim Erschrecken des Erwachsenen am ähnlichsten sind, obwohl das eigentliche Sehen noch unentwickelt ist.

5. Der Gehörsinn des Neugeborenen.

Daß der menschliche Fötus während der Gravidität imstande ist, Schallempfindungen aufzunehmen, wird von den meisten Physiologen verneint, von Cabanio dagegen bejaht. Wegen des Verschlusses des äußeren Gehörganges in der Fötalzeit könnte ein akustischer Reiz nur durch die Kopfleitung wahrgenommen werden.

„Da aber nach meinen Beobachtungen an gut hörenden Kindern während der ersten Säuglingsperiode das Ticken einer Taschenuhr und das Schwingen einer Stimmgabel durch Kopfleitung nicht perzipiert wird, so ist es höchst unwahrscheinlich, daß eine auf diesem Wege etwa zustande kommende Erregung des Hörnerven vor der Geburt schon eine Schallempfindung nach sich ziehe (Preyer)."

Ich finde keinen triftigen Grund, warum der menschliche Fötus durch die Knochenleitung nicht akustische Reize erhalten sollte; wenn man auch den Umstand in Betracht zieht, daß das Fruchtwasser ein guter Schalleiter ist; freilich müßte der Schall eine gewisse Intensität erreichen. Vielleicht wäre es auch auf diesem Sinnesgebiete möglich, zu einem sicheren Resultate zu kommen, wenn man röntgenologisch die allfälligen Bewegungen des Fötus bei stark durchdringenden akustischen Reizen untersuchen würde. Im allgemeinen wird jedoch angenommen, daß der Neugeborene wegen Verschlusses des äußeren Gehörganges (durch vollständige Aneinanderlagerung der Wandungen des Gehörganges Urbantschitsch) und wegen Luftmangels in der Paukenhöhle taub sei.

Die Angaben, wie lange diese Taubheit dauern soll, sind äußerst verschieden.

„Den individuellen Verschiedenheiten wird indes gewöhnlich ein zu großer Spielraum gelassen. Wenn einige Kinder schon am ersten Tage, andere nach drei, wieder andere erst nach acht Wochen bei lauten Geräuschen zusammenfahren sollen, so liegt es nahe, die letzteren Angaben auf ungenaue Beobachtung zu schieben, falls sie nicht für Schwerhörige oder Frühgeborene allein gelten oder zu tiefe Klänge und ungeeignete Geräusche zur Prüfung verwendet werden" (Preyer).

Unter den Autoren, die dem Säuglinge erst in späterer Zeit ein Hörvermögen zuschreiben, befindet sich nebst anderen Espinas, der ein Kind im Alter von einem Jahre und zwei Tagen beobachtete, wie es sofort ruhig wurde, als die Person, die es trug, zu singen anfing; „es fing wieder zu schreien an, sobald sie aufhörte". Ähnliche Befunde haben wir bei unserer graphischen Registrierung an ein- und zweitägigen Säuglingen feststellen können!

Nach J. Böke sollen normalerweise drei bis vier Monate alte Kinder ein sehr geringes Hörvermögen besitzen und es wäre überhaupt in Zweifel zu ziehen, ob solche Kinder hören!!

Dekker[1]) schreibt: „Es hat Ohren, um zu hören und hört nicht, Augen um zu sehen und sieht nicht.“

Sigismund[2]) meint, es dauere überhaupt drei bis acht Wochen bis das Kind schallempfindlich wird!!

Miß Shina bemerkte eine Schallwirkung erst am sechsten Tage; jedoch hatten andere Beobachter dies am selben Kinde früher festgestellt (am dritten oder vierten Tage, nach Compayré zitiert).

Preyer berichtet, daß er erst am vierten Tage die Überzeugung gewann, daß sein Kind wirklich höre.

„Ich sah mein Kind in der 21. Lebensstunde nach dem Anrufen mit beiden Armen symmetrisch zucken, was aber vielleicht auf Anhauchen zu beziehen ist, denn Händeklatschen, Pfeifen, Sprechen hatte keinen Erfolg und am zweiten und dritten Tage ließ sich keine Reaktion auf Schallreize herbeiführen.

Nicht vor der ersten Hälfte des vierten Tages gewann ich die Überzeugung, daß mein Kind nicht mehr taub sei.“

Ebenso berichtet dieser Autor, daß Champnej's Kind vor der vierten Woche auf kein noch so starkes Geräusch reagierte, wenn Erschütterungen des Zimmers oder Bettes fehlten.

Ferner bemerkte Preyer, daß sich sein Kind erst vom 11. und 12. Tage an durch den Klang seiner Stimme jedesmal beruhigte. Er betont die Schwierigkeit, die ersten Schallempfindungen zu bestimmen, weil ein untrügliches Zeichen für die stattgehabte Schallempfindung fehlt.

Compayré glaubt, daß es zwischen der völligen Taubheit der ersten Tage und dem Zeitpunkte des vollständigen Hörens Zwischenzustände gibt, „indem sich das Organ nach und nach in der Weise kräftigt und entwickelt, daß es ohne Schädigung und ohne schmerzlich berührt zu werden, äußere intensivere Schalleindrücke aufnehmen kann.“

Er meint ferner, daß sich das Ohr des Kindes während einiger Wochen im Zustande der Dumpfheit befinde, damit es nicht durch allzu starke akustische Eindrücke schmerzlich und schädlich beeinflußt würde. Er will auf folgendem Wege beweisen, daß das Kind halb taub ist.

„Was würde geschehen, wenn ein durchdringender Schrei, ein schriller Pfiff, ein heftiges Getöse die Gehörempfindlichkeit so erregte, wie es später geschieht? Das zu frühzeitige Stören müßte das Kind der Gefahr aussetzen, sein Gehör auf immer zu verlieren. Wenn der Kanonendonner bisweilen bei Erwachsenen Taubheit hervorruft, so müßte allzu starker Schall, wenn er empfangen wurde, erst recht die Gefahr mit sich bringen, ein so zartes und ungeübtes Organ schmerzlich zu berühren und zu schädigen, gerade wie durch zu starkes Eingreifen bei einer Harfe oder Geige die Saiten springen.

Auf jeden Fall hätte eine verfrühte Gehörempfindlichkeit andere Ge-

[1]) Dekker, Naturgeschichte des Kindes. Stuttgart. 1908. Kosmos.
[2]) Sigismund, Kind und Welt. Braunschweig 1897.

fahren im Gefolge, sie könnten heftige Überreizungen des Nervensystems, sogar Kontusionen hervorrufen."

Anders sind freilich die Resultate von Autoren, die mit exakten Methoden gearbeitet und nicht wie Compayré angenommen haben, daß der Neugeborene taub sein muß, weil der akute Schalleindruck für ihn schädlich sein könnte.

Darunter ist Poli (1893) zu erwähnen, der bei reifen Neugeborenen schon während der ersten fünf Stunden eine deutliche Reaktion auf den Ton einer Stimmgabel mittelst Luftleitung konstatieren konnte und zwar in Form von Augenschließen. Ferner sollen nach diesem Autor höhere Töne leichter zur Gehörwahrnehmung gelangen, als tiefe Töne.

Genzmer[1]) hatte schon früher die Distanz zwischen Schallquelle und Säugling gemessen und konnte beim Anschlagen einer Glocke mit einem Eisenstäbchen feststellen, wie die Kinder mit dem Lidschlag reagierten. Nach diesem Autor sollen die Neugeborenen am ersten oder spätesten am zweiten Lebenstage akustische Eindrücke wahrnehmen.

Zu beachtenswerten Resultaten kam ferner Moldenhauer, der an 50 Säuglingen die Hörprüfung vornahm.

Als akustisches Instrument gebrauchte er ein Spielzeug, welches hohe Töne gibt; er konnte beobachten, daß die Neugeborenen sofort auf den Schallreiz reagierten und zwar antworteten zehn Neugeborene, die 6—12 Stunden alt waren, sofort auf den Schallreiz. Diese Reaktion bestätigte er objektiv an dem Zucken der Oberlider, Stirnrunzeln und an ausfahrenden Bewegungen der Arme und Beine der Versuchsobjekte.

Moldenhauer kam ferner zum wichtigen Schlusse, daß Säuglinge häufig keine Reaktion mehr aufwiesen, wenn die akustischen Reize allzu oft hintereinander folgten; es ist uns auch graphisch gelungen, diese Abstufung der Reaktion aufzuzeichnen.

Bei einem kurzen Überblicke über die Entwickelung dieses Sinnesorganes in der Tierwelt, wie sie uns Romanes gibt, sehen wir zunächst den einfachen Typus eines Ohres bei den Artikulaten und zwar unter den Würmern, wo es sich als ein kugeliges Bläschen darstellt, das eine Flüssigkeit mit einem darin schwebenden „Hörstein" enthält. Bei den Regenwürmern dagegen stellte Darwin[2]) fest, daß sie vollkommen taub sind, obwohl sie für Tastempfindungen große Empfänglichkeit zeigen.

„In erster Linie werden wir die Fähigkeit zu hören bei den Formen erwarten, die selbst normalerweise Töne oder Geräusche produzieren, die eine Stimme haben" (Pütter[3])).

Haeckel[4]) dagegen berichtet über Versuche an Krustazeen: „Gibt man hier auf einer Violine Töne von verschiedener Höhe an und beobachtet gleichzeitig die Hörtasche unter dem Mikroskope, so sieht man, daß bei jedem Tone nur ein bestimmtes Hörhaar in Schwingung gerät."

Den Insekten schreibt man auch Hörorgane zu, obwohl die Versuche Sir John Lubbocks zu zeigen scheinen, daß die Ameisen taub sind.

---

[1]) Genzmer A: Untersuchungen über die Sinneswahrnehmungen des neugeborenen Kindes. Halle 1873.

[2]) Darwin, Bildung der Ackererde. 1882.

[3]) Pütter l. c.

[4]) Haeckel, a. a. O.

„Die winzigen Dimensionen ihres Hörorganes lassen dessen Resonatoren gerade für die allerhöchsten Töne, die vielleicht sämtlich jenseits unserer Hörgrenze liegen, besonders geeignet erscheinen" (Pütter).

Brunelli fand bei den Heuschrecken, daß das Weibchen sich dem Männchen aus einer Entfernung von einigen Metern nähert, wenn das letztere zu zirpen anfängt.

„Unter den Krebsen kann man von einer eigentlichen Stimme kaum sprechen, wenn man nicht das Knacken mit den Scheren, das einige speziell mit Virtuosität betreiben, hierher rechnen will" (Pütter). Hensen[1]) konnte beobachten, daß auf Töne hin einige Sinneshaare über der Körperoberfläche gewisser Krebsgattungen in Schwingung gerieten.

Die Fische außer dem Amphioxus sind ebenfalls mit einem Hörorgane versehen, welches eine größere Ausbildung zeigt, je höher die einzelne Gruppe morphologisch entwickelt ist und mit Unrecht gelten die Fische gewöhnlich als stumm, denn es sind über 80 Spezies bekannt, die zum Teile recht kräftige Töne erzeugen (Pütter). Sogar beim Amphioxus ist eine Reaktion auf Schallreize zu beobachten, zu deren Rezeption hier offenbar auch nur die Organe des Tastsinnes dienen (Parker))[2].

Die Amphibien weisen kein besser ausgebildetes Hörorgan auf als die Fische.

Unter den Reptilien ist allerdings das Zischen der Schlangen und der Ruf der Geckoniden eine mäßige Produktion von Tönen (Pütter).

Die Vögel sind die ersten Vertreter in der Tierreihe, die verschiedene Tonhöhen perzipieren können. So glaubt Romanes, daß die Drossel nur durch den Hörsinn zu den unter dem Grase versteckten Wurme geleitet werde.

Erst bei den Wirbeltieren finden sich Einrichtungen vor, die zur Schallleitung dienen.

Die Säugetiere endlich zeigen für akustische Sinneseindrücke eine Überlegenheit gegenüber allen früher erwähnten Tierklassen und erst bei ihnen findet man bewegliche äußere Ohren.

Spalding[3]) berichtet, daß soeben geborene Schweine durch das Grunzen des Muttertieres geleitet den Rückweg zu demselben finden, wenn man sie auf einige Entfernung von ihm bringt.

„Das Muttertier erhob sich in einem Falle in weniger als 1½ Stunden nach dem Wurf und ging fort, um zu fressen; die Jungen gingen umher und versuchten allerlei zu sich zu nehmen, folgten ihrer Mutter und sogen, während diese stehend Nahrung zu sich nahm."

Eigene Untersuchungen.

In unseren Versuchen wurden 279 akustische Einzelreize vorgenommen, davon entfallen:

34 auf Harmonika,
17 „ Händeklatschen,
53 „ Glockenläuten,
17 „ Fallenlassen eines Gegenstandes,
30 „ Stimmgabel,
41 „ den Schuß einer Kinderpistole,
13 „ das Spiel einer Kindertrompete,
12 „ längeres Pfeifen,
23 „ kurzen Pfiff,
10 „ Lispeln der Mutter,
7 „ Lispeln fremder Personen,
10 „ eine Kinderglocke,
12 „ fremde Geräusche.

[1]) Hensen, Physiologie des Gehöres. Hermann's Handbuch der Physiologie. Bd. 3. Leipzig 1880.

[2]) Parker, The Sensory reaktions of amphioxus. 1908. Nach Pütter zitiert.

[3]) Spalding: Instinct and acquisition, Journal of Science. London 1875.

Es ist wohl nicht notwendig, hervorzuheben, daß bei dieser großen Zahl akustischer Versuche reichlich Gelegenheit geboten wurde, die Säuglinge zu verschiedener Tagesstunde und unter vielfältigen Bedingungen zu untersuchen.

Wir werden zuerst die Kurven betrachten, bei denen akustische Reize den schlafenden Säugling nicht zu wecken imstande waren, oder wenn er wach war, die Respiration oder die Atmungskurve erheblich modifizierten.

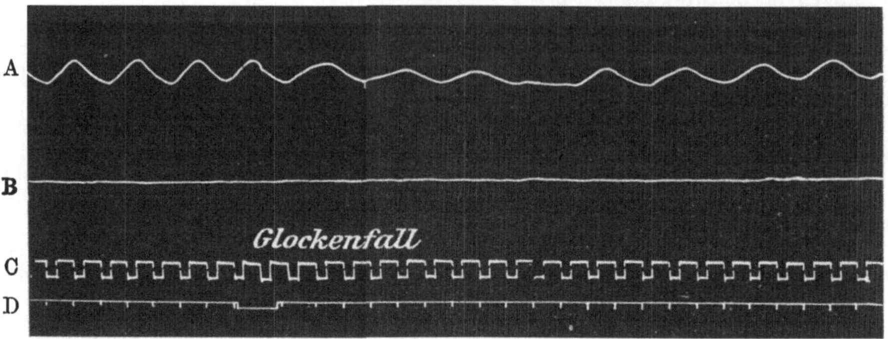

Fig. 17. (1/1 der Originalkurve.)

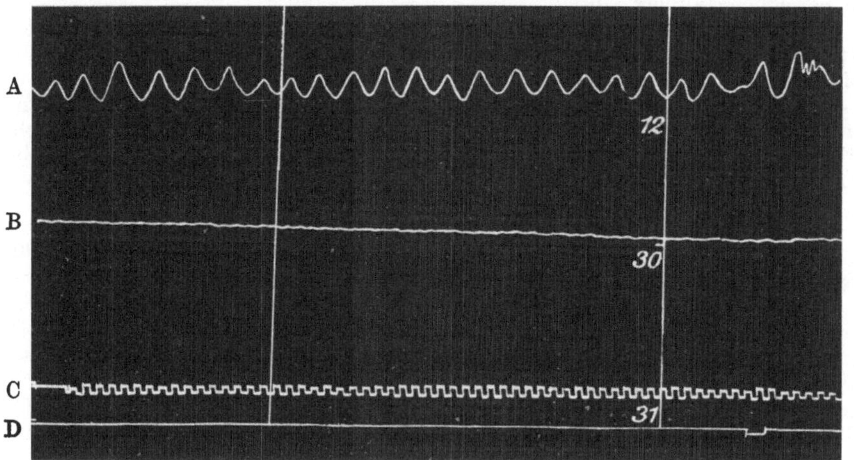

Fig. 18. (1/1 der Originalkurve.)

A = Atmungskurve, B = Hirnkurve. C = Zeiteinteilung auf ½″, D = Versuchsdauer.

Bei einem schlafenden Säugling (siehe S. 20, Fig. 4) sieht man während eines 2″ dauernden Pfiffes eine Änderung der Respirationsphasen eintreten und zwar setzt diese Modifikation der Atmungskurve erst am Ende des Gehörreizes ein und dauert längere Zeit nachdem der Schall schon aufgehört hat; bei Betrachtung der Respirationskurve sieht man deutlich, wie die einzelnen Wellen niedriger und länger werden. Die einzelnen Hirnpulse nehmen während der ziemlich auffallenden Modifikation der Atmungskurve der Zahl nach ab (16 gegen 17 Pulse in derselben Zeiteinheit).

Einen ähnlichen Befund weist derselbe Säugling beim Fallenlassen eines Gegenstandes auf (siehe S. 50, Fig. 17), wobei die Respirationswellen noch seichter werden, während die Hirnpulse keine Änderung aufweisen.

Wenn wir die Figuren 18 und 19 vergleichen, so zählen wir bei Fig. 18 in der Zeit von $15\frac{1}{2}$ Sekunden 30 Hirnpulse und 12 Respirationswellen, und zwar während der Säugling sich im tiefen Schlafe befindet; 15 Sekunden darauf sieht man bei Fig. 19 unter dem Einflusse der Musik während der-

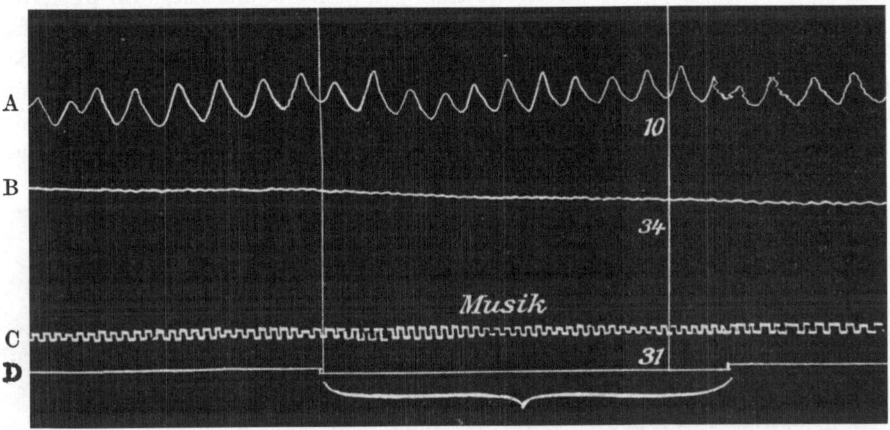

Fig. 19. (1/1 der Originalkurve.)
A = Atmungskurve, B = Hirnkurve, C = Zeiteinteilung auf ½″, D = Versuchsdauer.

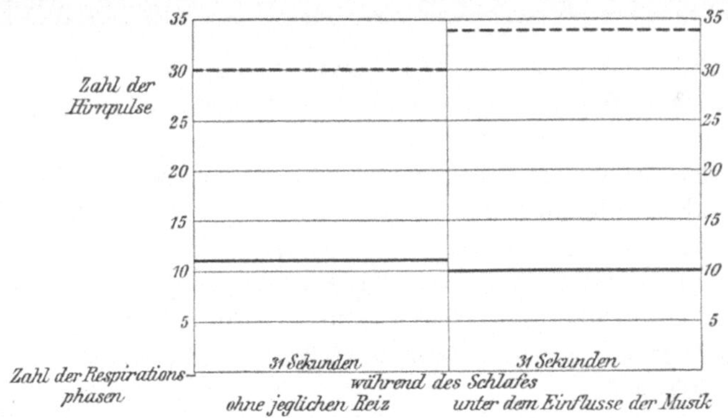

Fig. 20.

selben Zeitdauer von $15\frac{1}{2}$ Sekunden, daß die Respirationswellen auf 10 heruntergehen. Die einzelnen Atemexkursionen werden deutlich niedriger gegenüber denen der vorhergehenden Phase und die einzelnen Hirnpulse sind auf 34 gestiegen, ohne daß der Säugling erwacht wäre. Daß die gleiche Zeitdauer einen verschieden weiten Weg aufzeichnet, geht daraus hervor, daß die Geschwindigkeit des Kymographions während der beiden Versuche nicht dieselbe war; bei der Fig. 19 war sie schneller als bei 18, während natürlich die Zeitdauer dieselbe bleibt. Wenn wir uns diese Kurve schematisch auftragen, so erhalten wir einen Befund, wie ihn Fig. 20 vergegenwärtigt.

Ein diesem Befunde teilweise entgegengesetztes Verhalten zeigt die Fig. 21, S. 52. Hier handelt es sich um einen drei Tage alten Säugling, der während des Schlafes und ohne wach zu werden, auf leises Pfeifen hin eine Verflachung der Atmung mit einem deutlichen Längerwerden jedes einzelnen Hirnpulses und als Folge eine geringere Zahl der Pulse aufweist als während derselben Zeit vor und nach dem Versuche.

„Wir schließen auf den Eintritt eines Erregungszustandes im Sinnesorgan meist aus der motorischen Reaktion, die derselbe auslöst. Im positiven Falle ist dies Kriterium ja ohne weiteres brauchbar, bei negativem Ausfall wird aber die Frage zu erörtern sein, ob das Ausbleiben eines Erfolges wirklich auf einer Unfähigkeit beruhte, den Reiz in einem Sinnesorgan zu rezipieren, oder ob in dem zentralen oder im motorischen Teile des Reflexbogens Bedingungen gegeben waren, die einen äußerlich sichtbaren Effekt nicht zustande

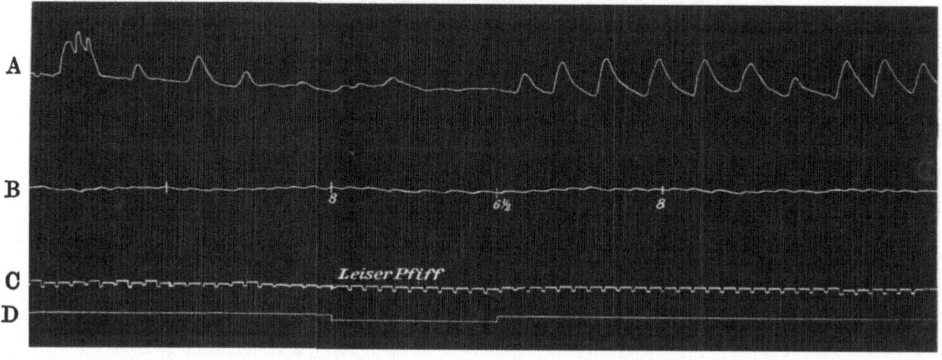

Fig. 21. (½ der Originalkurve.)
A = Atmungskurve, B = Hirnkurve, C = Zeiteinteilung auf ½″, D = Versuchsdauer.

kommen ließen, bzw. ob sich der motorische Apparat in einem besonderen Zustand befinden muß, um die motorische Reaktion zu ermöglichen“ (Pütter l. c.).

Ist dagegen der akustische Reiz imstande, den Säugling zu wecken, so sieht man eine Zunahme sowohl der Respirationsphasen wie der Pulszahl zustande kommen (siehe Fig. 22, S. 53 auf den Einfluß einer Mundharmonika).

Nun drängt sich die Frage auf, wie kann man diese sich widersprechenden Tatsachen erklären?

Aus der Fig. 4, S. 20 und Fig. 17, S. 50, ferner aus der Fig. 19, S. 51 geht hervor, daß bei akustischen Reizen (die so stark sind, Reaktionen in Puls und Atmung des Säuglings im Schlafzustande anzuregen und andererseits so schwach sind, daß der Säugling nicht erweckt wird) immer eine deutliche Verlangsamung des Respirationstypus mit einer Erniedrigung der Exkursion eintritt.

Die in der Fig. 21 deutlich sichtbare Abnahme der Hirnpulszahl und der Respirationshöhe deckt sich mit unseren elementaren Kenntnissen von den Beziehungen zwischen Respirations- und Zirkulationssystem; wir wissen ja, daß bei Abnahme der Respiration auch die Zirkulation in dem Sinne einen Einfluß leidet, daß die Pulse an Zahl abnehmen.

Der Befund deckt sich auch mit unserer Erfahrung beim Auftreten von Lustgefühl beim Erwachsenen.

Eine ganz befriedigende Erklärung kann ich dagegen für den Befund auf Fig. 19 nicht geben. Er zeigt nur jedenfalls, daß das Hirnvolumen von der Respiration unabhängige Veränderungen eingehen kann, wie dies schon bei den optischen Versuchen feststellbar war. Es darf hieraus auf das Vorhandensein einer selbständigen psychophysischen Reaktionsfähigkeit der Vasomotoren des Gehirns schon beim Säugling geschlossen werden. Ich komme darauf noch später (S. 62) zurück.

Aus dem Gesagten geht hervor, daß der Säugling sogar in den ersten Tagen nach der Geburt während des Schlafens auf akustische Reize reagieren kann.

Ähnliche Reize sind oft imstande, beim Erwachsenen gewisse Traumvorstellungen auszulösen, z. B. jemand schläft und es fällt im Nebenzimmer etwas auf den Boden; dieser akustische Reiz ist nicht imstande, den Schläfer zu wecken, kann aber in ihm unbewußte assoziierte Vorstellungen auslösen, die eine Traumvorstellung zur Folge haben. Beim Säuglinge können natürlich keine solche

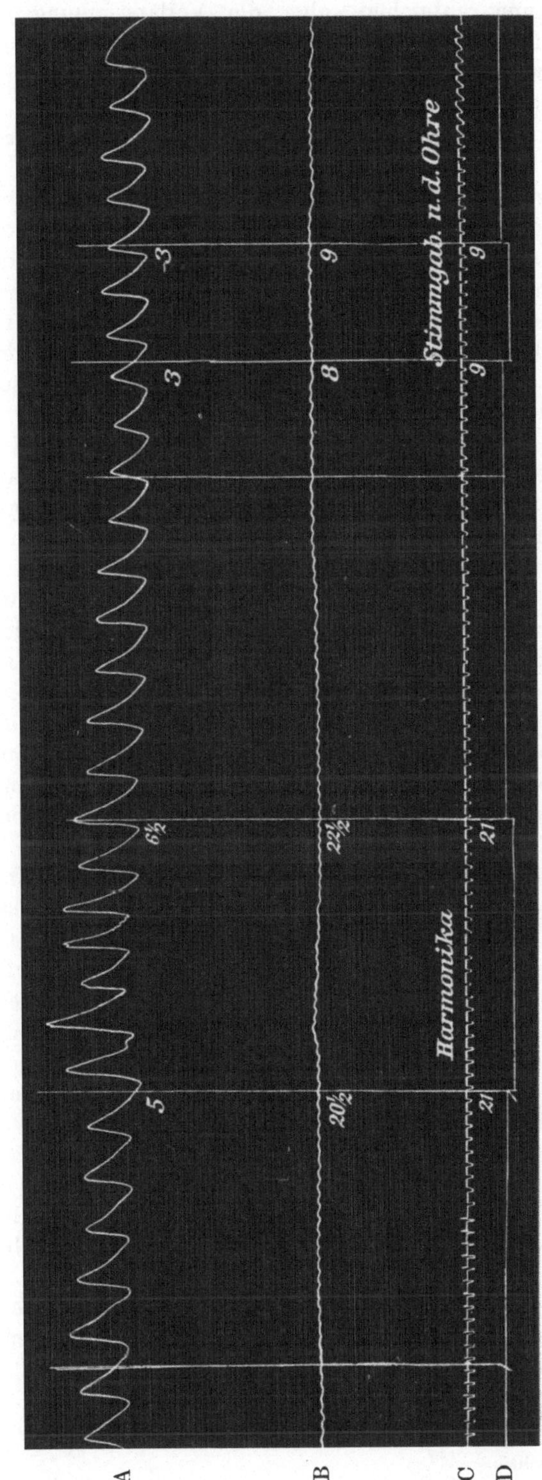

Fig. 22. (4/5 der Originalkurve.) A = Atmungskurve, B = Hirnkurve, C = Zeiteinteilung auf ½″, D = Versuchsdauer.

Träume entstehen, aber die Verlangsamung des Hirnpulses während des Schlafes zeigt deutlich, wie die Sinnessysteme auch während unbewußter Zustände sogar beim Säugling die Zentren für die Vasomotilität und die Respiration zu beeinflussen vermögen.

Ist dagegen der Reiz so stark (oder die Schlaftiefe des Säuglings eine so niedrige), daß die Versuchsperson erwacht, so sehen wir sowohl in der Respirationszahl als -höhe, wie in der Zahl der Hirnpulse eine deutliche Zunahme (siehe S. 53, Fig. 22).

Am Erwachsenen sind die Veränderungen der Atmung und der Zirkulation infolge äußerer Einwirkungen im Schlafzustande längst bekannt, seitdem Mosso mit seinen Versuchen über den Kreislauf des Blutes im menschlichen Gehirne neue Wege für dieses wichtige Kapitel der Physiologie eröffnet hatte.

„Wir sahen, daß eine Stimme, ein Geräusch, eine Berührung, die Einwirkung des Lichtes, kurz, ein beliebiger äußerer Sinneseindruck, imstande ist, den Rhythmus der Atemzüge zu ändern, Kontraktion der Vorderarmgefäße, Vermehrung des Blutdruckes und verstärkten Blutzufluß zum Gehirne zu veranlassen und die Frequenz der Herzschläge zu erhöhen. Wenn wir in dem Augenblicke, wo wir diese funktionellen Änderungen wahrnehmen, einen zweiten Eindruck wahrnehmen lassen, der den Schlaf unterbricht und wir dann sofort das Beobachtungssubjekt über den Inhalt seines Bewußtseins befragen, so erhalten wir in der Mehrzahl der Fälle die Antwort, daß der Schlaf ganz tief gewesen und keine Erinnerung an die während desselben erhaltenen äußeren Eindrücke zurückgeblieben sei (Mosso).

Aus den Ergebnissen dieses Autors geht, ebenso wie aus den späteren Arbeiten von Mentz [1]) hervor, daß die Atmung im Kontraste zur regelmäßigen Pulsverlängerung im Schlafe frequenter werden kann, wiewohl nach den üblichen Anschauungen eine Vermehrung und Acceleration der Atmung eine Pulsvermehrung zur Folge haben sollte. Mosso wies dadurch beim Erwachsenen die Divergenz zwischen den Atmungserscheinungen und dem Pulse nach; ferner schreibt er: „Diese ohne unser Wissen erfolgenden Veränderungen bilden eine der wunderbarsten Einrichtungen, die wir unter den Vollkommenheiten unserer Organisation beobachten können. Während der Unterbrechung des Bewußtseins bleibt unser Körper nicht hilflos den Einwirkungen der Außenwelt preisgegeben, oder in der Gefahr belassen, Beute seiner Feinde zu werden. Auch im Schlafe überwacht ein Teil der Nervenzentren die Einwirkung der Außenwelt und bereitet beizeiten die materiellen Bedingungen für das Erwachen des Bewußtseins vor."

Wenn Lehmann [2]) sagt, daß ein wirkliches Durchdringen des Reizes zum Bewußtsein nötig zu sein scheint, um die Puls- und Atemverlängerung zu erzielen, so müssen wir dem schlafenden Säugling eine Art Bewußtsein einräumen oder überhaupt die Prämisse von Lehmann als nicht zutreffend bezeichnen.

Wir wollen jetzt die Veränderung der Respiration und Hirnkurve unter dem Einflusse akustischer Eindrücke auf den wachen Säugling studieren.

---

[1]) Mentz, Die Wirkung akustischer Sinnesreize auf Puls und Atmung. Wundts Philos. Stud. XI. 1895.

[2]) Lehmann, Körperliche Äußerungen der psychischen Zustände. Leipzig 1905.

Fig. 23, S. 55 stellt den Einfluß einer Mundharmonika, welche durch 13″ hindurch gespielt wurde, auf einen zwei Tage alten Säugling 3½ Stunden nach dem Stillen dar: Sofort sieht man eine Hirnvolumenzunahme neben Vertiefung der Atembewegungen und Unregelmäßigkeit derselben mit Pulsverlangsamung eintreten.

Wir sehen ferner auf Fig. 24 bei einem ebenfalls wachen, zwei Tage alten Säuglinge, der drei Stunden nach dem Stillen ebenfalls auf den Untersuchungstisch kam, daß unter dem Einflusse desselben Harmonikaspieles allmählich die einzelnen Hirnpulse besser zum Vorschein kommen, als auch die Respiration außerordentlich verflacht und zwar hält der Zustand eine Zeitlang an, nachdem der letzte Harmonikalaut schon verschollen war.

Es ist außerordentlich interessant und lehrreich, diesen beim Erwachsenen normalen Befund schon beim Neugeborenen vorzufinden. Lehmann sagt diesbezüglich:

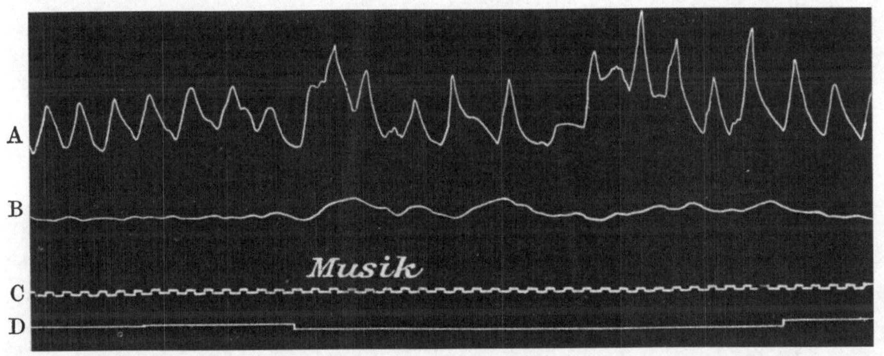

Fig. 23. (1/1 der Originalkurve.)
A = Atmungskurve, B = Hirnkurve, C = Zeiteinteilung auf ½″, D = Versuchsdauer.

„Es ist eine bekannte Erfahrung des täglichen Lebens, daß die Atmung gehemmt, langsamer und oberflächlicher gemacht wird, wenn man einem schwachen Schalle lauscht. In meinen älteren Versuchen „Über die Beziehung zwischen Atmung und Aufmerksamkeit“ tritt dies deutlich hervor. Es wurden hier sowohl Schall- als Licht- und elektrische Reize in der Nähe der Reizschwelle angewandt und die Mittel von Hunderten von ausgemessenen Atemzügen zeigen, daß diese durchwegs bei Schallreizen am längsten sind.“

Bei einem leisen Pfiff sehen wir bei einem einen Tag alten Säugling (siehe Fig. 25, S. 56) nur ein allmähliches Ansteigen der Hirnkurve bei zunächst gleich bleibender Pulszahl und allmählichem Absinken der Respirationshöhe. Dagegen bei Wiederholung des Reizes und längerer Dauer desselben eine stärkere Zunahme des Hirnvolumens mit stark steigender Pulsfrequenz und Steigerung der Atemfrequenz, ferner deutliche Erniedrigung der Respirationshöhe und Unregelmäßigkeit des Atemtypus.

Ist dagegen der Pfiff ein schriller, so tritt nach einer Latenzzeit von fast drei Sekunden eine gewaltige Modifikation der beiden Kurven auf, die durch mitentstandene Bewegungen einen so starken Ausschlag erfahren (siehe Fig. 26, S. 56, starke Steigerung der Puls- und Atemfrequenz).

Lehrreich ist ferner die Fig. 27, S. 57, wo beim Eintreten einer Person ins Experimentierzimmer (die Stelle ist durch einen Pfeil markiert) durch das Geräusch des Schließens der Türe und des Gehens ein drei Tage altes Kind in eine lebhafte Unruhe versetzt wird, die besonders anfänglich an der Respirationskurve erkenntlich ist.

Ist der akustische Reiz ein besonders starker und kurzdauernder, wie bei einem Pistolenschuß (aus einer Kinderpistole) (Fig. 28, S. 58), oder

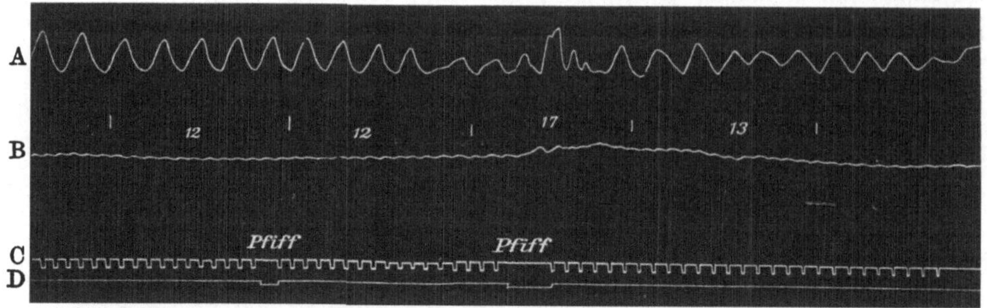

Fig. 25. (½ der Originalkurve.)

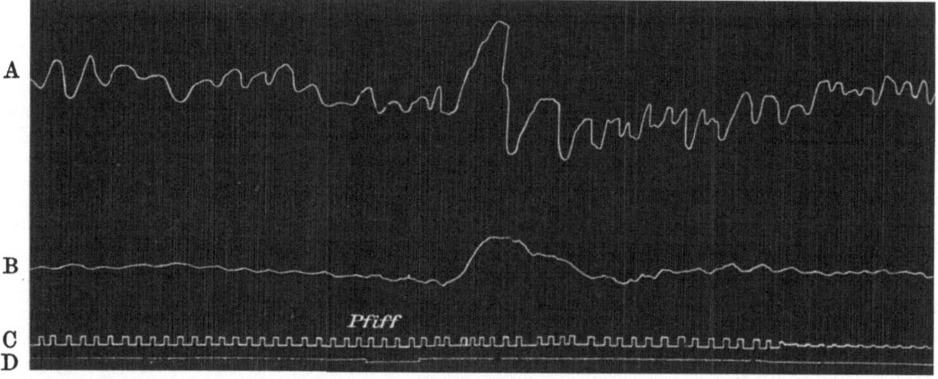

Fig. 26. (½ der Originalkurve.)
A = Atmungskurve, B = Hirnkurve, C = Zeiteinteilung auf ½″, D = Versuchsdauer.

wie bei einem Falle einer Glocke auf den Boden (Fig. 29, S. 58), so sieht man einen sofortigen Aufstieg beider Kurven eintreten, die wir vielleicht analog ähnlichen Befunden beim Erschrecken des Erwachsenen, auf ein Erschrecken des Säuglings zurückführen dürfen, was auch in Spannung der Bauchdecken und einer sichtlichen Zuckung am ganzen Körper zum Ausdrucke kommt. Ein ähnlicher starker akustischer Eindruck kann, selbst wenn er von kurzer Dauer ist, den Säugling durch längere Zeit aus seiner Ruhe in den Zustand der Unruhe und starker Reizbarkeit versetzen, was sich durch das starke Unruhigbleiben beider Kurven zu erkennen gibt (siehe Fig. 30, S. 58).

Ebenso sehen wir beim Glockenläuten, welches imstande war, den Säug-

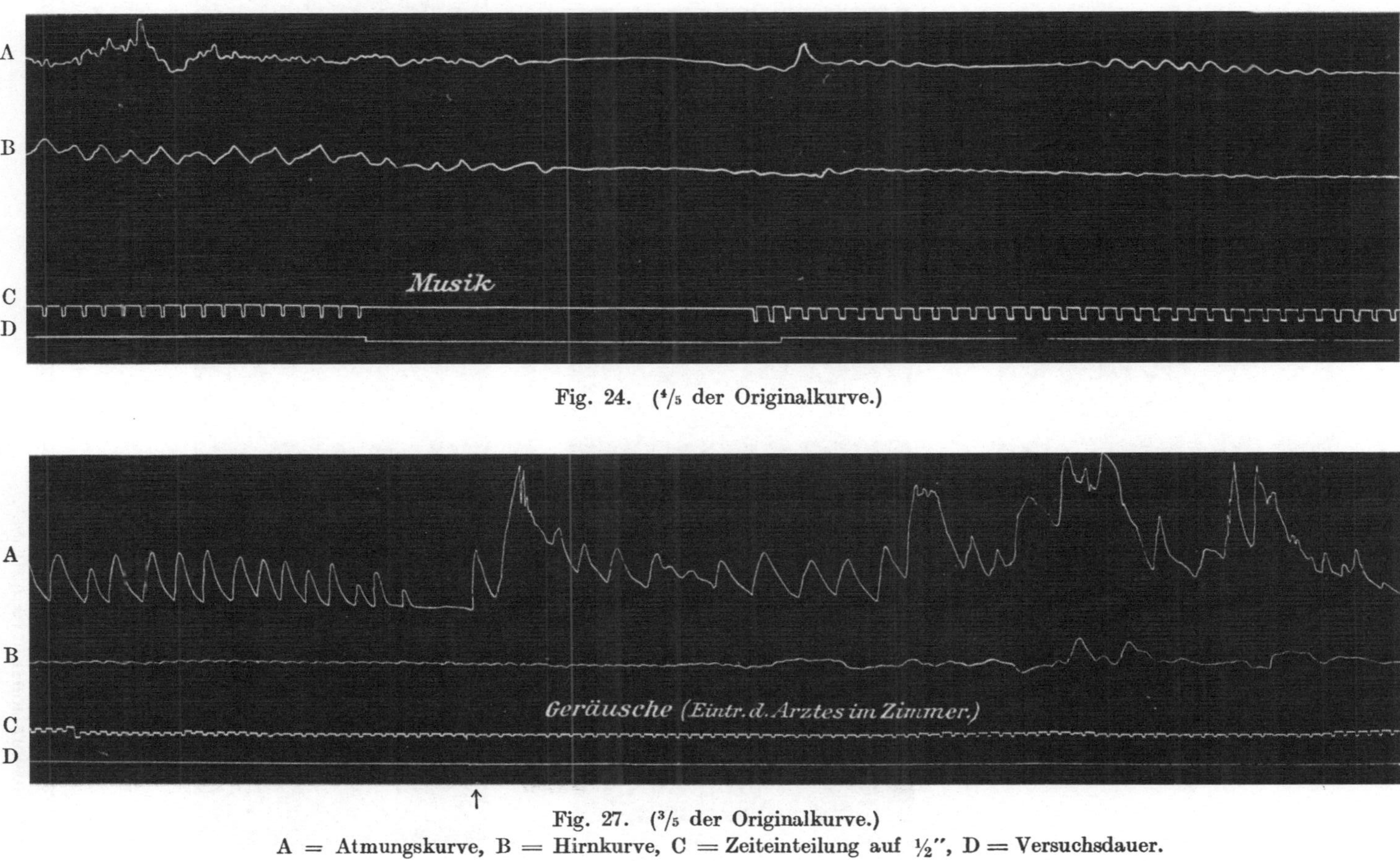

Fig. 24. (4/5 der Originalkurve.)

Fig. 27. (3/5 der Originalkurve.)

A = Atmungskurve, B = Hirnkurve, C = Zeiteinteilung auf 1/2″, D = Versuchsdauer.

ling aus dem Schlafe zu wecken, nach einem Latenzstadium von 1½ Sekunden eine starke Modifikation beider Kurven eintreten (siehe Fig. 31, S. 59).

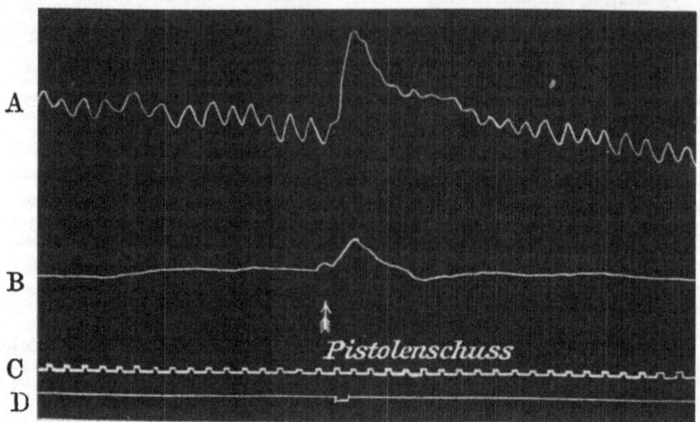

Fig. 28. (½ der Originalkurve.)

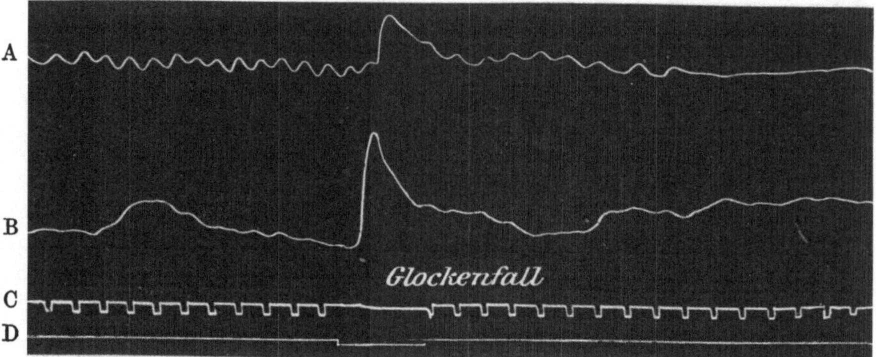

Fig. 29. (½ der Originalkurve.)

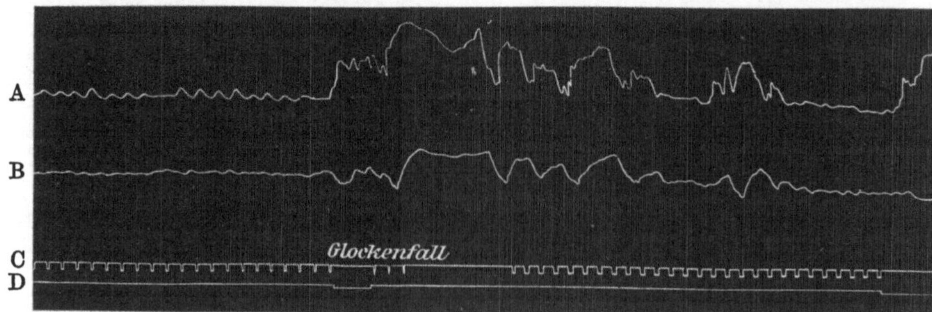

Fig. 30. (½ der Originalkurve.)
A = Atmungskurve, B = Hirnkurve, C = Zeiteinteilung auf ½″, D = Versuchsdauer.

Lehrreich ist ferner die Fig. 32, S. 61, wo auf Glockenläuten bei einem im wachen Zustande sich befindenden Säuglinge die Hirnkurve das Spiegelbild der Respirationskurve aufweist.

Bei der zweimaligen Wiederholung des akustischen Reizes nach 15 Sekunden ist die Reaktion kleiner, obwohl diesmal der Reiz durch eine dreimal längere Zeit anhält. Bei der dreimaligen Wiederholung desselben akustischen Eindruckes zeigt schließlich auch diese Reaktion eine Abstufung gegenüber dem zweiten Versuche.

Dieses allmähliche Kleinerwerden der Reaktion besagt uns, daß beim Säuglinge Bedingungen vorhanden sind, die als Hemmungsimpulse die Amplitude der Reaktionserscheinungen wesentlich zu modifizieren imstande sind; dies belehrt uns aber, daß wir es beim Neugeborenen nicht mit einem Automaten zu tun haben, wo die Wirkung immer der Ursache entspricht, sondern daß wir hier mit viel komplizierteren Verhältnissen zu rechnen haben.

Wenn wir schließlich zu den Kurven übergehen, welche während des starken Schreiens des Säuglings oder in lebhafter Unruhe desselben aufge-

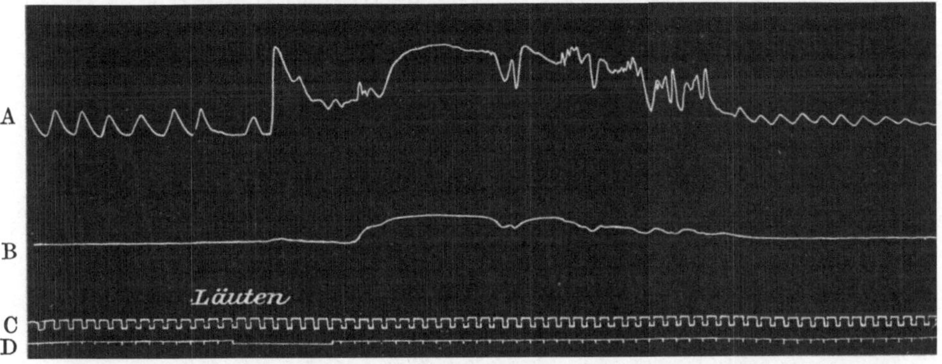

Fig. 31. (½ der Originalkurve.)
A = Atmungskurve, B = Hirnkurve, C = Zeiteinteilung auf ½″, D = Versuchsdauer.

nommen wurden und uns den Einfluß eines akustischen Eindruckes in diesem Gemütszustande betrachten, so fällt ohne weiteres die stark beruhigende Wirkung der sprachlichen oder musikalischen Laute auf; die Kenntnis dieses Umstandes ist Gemeingut aller Mütter und Ammen, welche die ihrer Pflege anvertrauten Kinder beruhigen oder zum Einschlafen bringen wollen.

Man sieht z. B. Fig. 6, S. 22 am Anfang der Kurve, daß der Neugeborene den Paroxysmus des Zornaffektes aufweist und zwar hatte er sofort zu schreien angefangen, als man ihm den Kopfpneumographen aufgesetzt hatte.

Wir ließen dort, wo ein Pfeil angebracht ist, durch vier Sekunden eine Glocke läuten und man kann ein sofortiges Sinken beider Kurven konstatieren, was durch drei Sekunden nach dem Aufhören des Läutens noch anhält, um dann wieder dem früheren Zustande zu weichen.

Nachher lassen wir dem schreienden Neugeborenen durch sechs Sekunden ein Kinderspiel, welches aus mehreren kleinen Glocken besteht, erschallen (siehe Fig. 33, S. 60). Als Folge dieses akustischen Eindruckes sehen wir erst nach drei Sekunden ein starkes Sinken, speziell der Hirnkurve, eintreten, welches nach Aufhören des Schalles sofort wieder in die frühere Unruhe zurückfällt.

Dieser verschiedene Befund beim selben Neugeborenen bedarf einer besonderen Würdigung und wir gehen nicht fehl in der Behauptung, daß im ersten Falle die Stärke des akustischen Reizes das sofortige und durch eine Zeitlang auch später anhaltende Sinken der Kurven bedingt hat, während im zweiten Falle die Intensität des akustischen Instrumentes viel schwächer und deshalb eine geraume Zeit nötig war, um die Reizschwelle während des schreienden Affektes zu überschreiten.

Auf Fig. 34, S. 61 sehen wir bei einem sechs Tage alten schreienden Säuglinge, der von uns als II. Typus des Atmens beim Schreien beschrieben

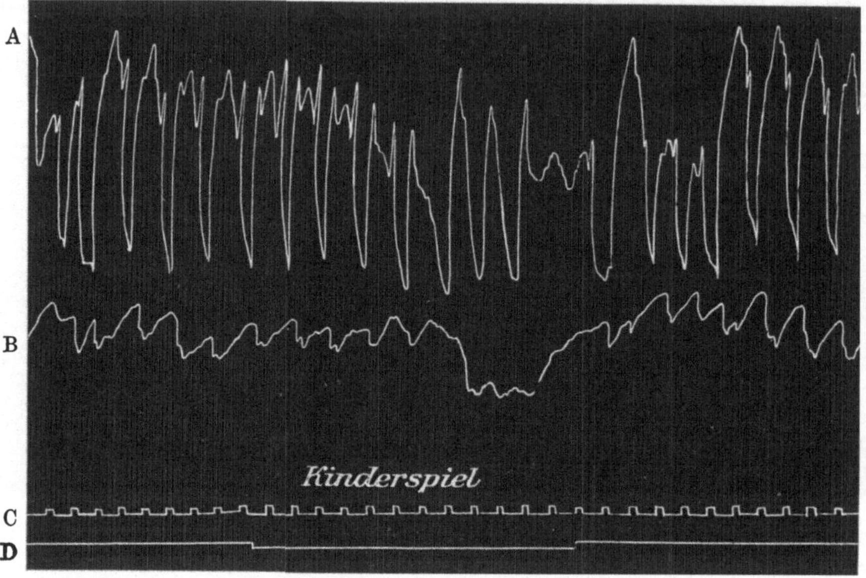

Fig. 33. (4/5 der Originalkurve.)
A = Atmungskurve, B = Hirnkurve, C = Zeiteinteilung auf ½″, D = Versuchsdauer.

wurde. Auf das Lispeln des Arztes sieht man erst am Ende des Experimentes ein Sinken speziell der Respirationskurve und es mag dahingestellt sein, ob diese Senkung infolge des akustischen Reizes oder zufällig aufgetreten ist. Beim Anrufen der Mutter sehen wir jedoch zweifellos eine leichte Modifikation der beiden Kurven eintreten und zwar in stärkerem Grade der Respirationskurve.

Nach Aufhören der Mutterstimme begann das Kind von neuem seine kläglichen Laute erschallen zu lassen und wir sehen die Respirations- und die Hirnkurve einen ansteigenden Verlauf nehmen. Noch drastischer erscheint die Fig. 35, S. 62, die am folgenden Tage am selben Säuglinge vorgenommen wurde.

Auch während dieses Versuches zeigte der siebentägige Neugeborene eine starke Reizbarkeit. Er weist während der Dauer von zwei Minuten die unruhigen Kurven auf, wie wir sie beim Schreien schon gesehen haben. Der Anfang der Figur 35 zeigt noch den letzten Teil dieses Zustandes und auffallend

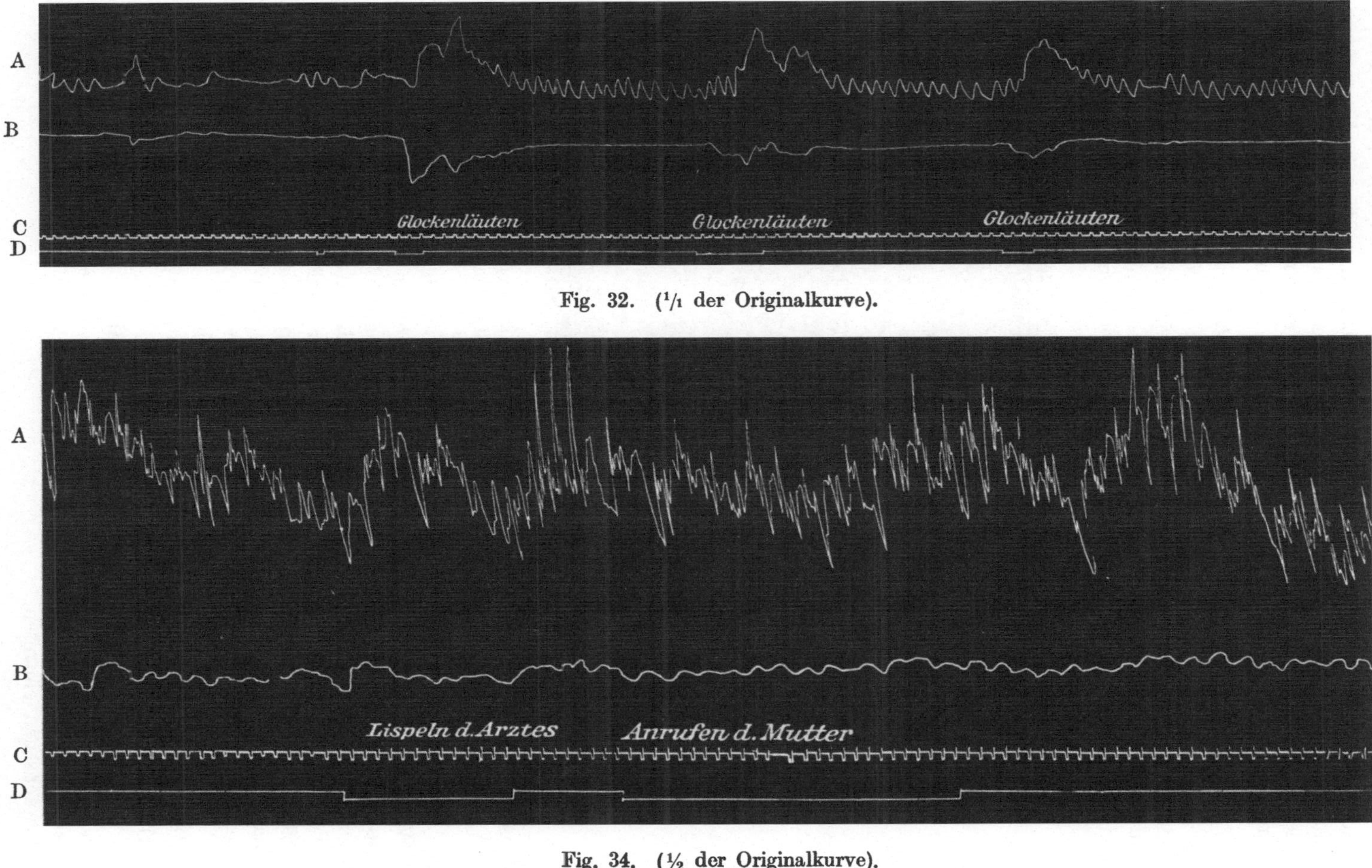

Fig. 32. (1/1 der Originalkurve).

Fig. 34. (½ der Originalkurve).
A = Atmungskurve, B = Hirnkurve, C = Zeiteinteilung auf ½″, D = Versuchsdauer.

ist das Sinken der Zeiger auf das Lispeln der Mutter, die sich in einer Entfernung von zwei Metern von ihrem Säuglinge befand. Objektiv konnten wir auch ein sofortiges Ruhigwerden der kleinen Versuchsperson und das Aufhören des Schreiens konstatieren. Nach dem Aufhören der mütterlichen Laute gelangte der Säugling wieder in seinen gereizten Zustand.

Zusammenfassung.

Noch mehr als bei den optischen Versuchen regten die Ergebnisse der akustischen Experimente die Frage an, inwieweit sich dem Lust- oder Unlustaffekte des Erwachsenen analoge Erscheinungen beim Säuglinge auch in der Hirnzirkulation und Atmung zum Ausdrucke bringen.

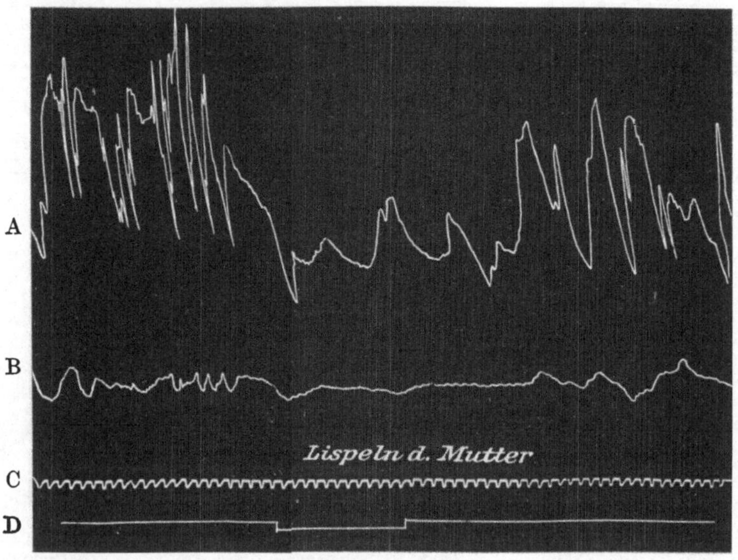

Fig. 35. (4/5 der Originalkurve.)
A = Atmungskurve, B = Hirnkurve, C = Zeiteinteilung auf ½″, D = Versuchsdauer.

Wir wissen aus vielfachen Versuchen (nach der Zusammenfassung von Wundt), daß bei mit Lustgefühl einhergehenden Empfindungen des Erwachsenen, der Puls langsamer und die Atmungsgröße kleiner wird, bei denjenigen dagegen, die von einem Unlustgefühl gefolgt sind, der Puls und die Atemexkursionen geschwinder werden. Per analogiam müßten wir beim Säuglinge auf ein unangenehmes Empfindungsäquivalent schließen, da wir oft nach Gehörseindrücken eine Zunahme der Pulsation neben einer gesteigerten respiratorischen Tätigkeit graphisch registrieren konnten.

Meine Ergebnisse des akustischen Reizversuchs beim Säuglinge stehen mit dieser Feststellung vielfach im Einklange.

Die Erscheinungen der Pulsfrequenzzunahme unter gleichzeitiger Abnahme der Atemfrequenz und der Unregelmäßigkeit der Respirationstiefe sehen wir als eine Erscheinung der Erregung als Aufmerksamkeit beim Erwachsenen eintreten.

In unseren Kurven, z. B. Fig. 18 und 19, vgl. auch Fig. 5, finden sich die Erscheinungen dort, wo den schlafenden Säugling ein Reiz trifft, welche im übrigen keine gröberen Reaktionen, insbesondere der Affektionssphäre, hervorruft. Wenn diese Reaktion nicht immer voll entwickelt ist (wie z. B. Fig. 4, S. 20), so wird man darin nur den Ausdruck verschiedener Intensität der stattgehabten Erregung zu erblicken haben.

Was schließlich den unruhigen oder schreienden Säugling betrifft, so geht aus dem Kurvenmateriale hervor, daß im Verhältnisse zur Intensität des Reizes eine frühere oder spätere Beruhigung des Säuglings zustande kommt, was auf einen angenehmen Sinneseindruck deuten würde.

Zu allen Zeiten und bei allen Völkern war es Sitte, daß die Mutter durch Singen, Umhertragen und leises Hin- und Herbewegen ihre Kinder beruhigte. (Decker.)

„Was ihm gefällt, das ist der Schall an sich, ganz abgesehen von seiner Beschaffenheit, er liebt das Geräusch um des Geräusches willen" (Compayré).

Ebenso Preyer. „Akustische Eindrücke bewirken im zweiten Monat regelmäßig Lustgefühle: Singen, Klavierspielen und allerlei Klänge haben teils Beruhigung des unzufriedenen, teils lebhafte Freudenäußerungen des behaglich daliegenden oder gehaltenen Kindes zur Folge."

Art des Reizes	Zahl der Versuche	mit positivem Resultate	mit negativem Resultate
Händeklatschen	17	16	1
Harmonika	34	25	9
Glockenläuten	53	48	5
Fall der Glocke auf die Erde	17	16	1
Stimmgabel	30	18	12
Schuß aus einer Kinderpistole	41	36	5
Kindertrompete	13	12	1
Pfeifen	12	12	0
Kurzer Pfiff	23	19	4
Lispeln der Mutter	10	7	3
Lispeln fremder Personen	7	4	3
Kinderglocke	10	6	4
Verschiedenartige Geräusche	12	9	3

Wenngleich auf Fig. 34, S. 61 der Säugling auf die Stimme der Mutter eine prompte Reaktion zeigt, während wenige Sekunden früher auf die Stimme einer fremden Person eine sehr fragliche Reaktion aufgetreten ist, so möchte ich diesem Befunde in Anbetracht dessen, daß die Mutter dem Säuglinge lauter zurief, als es früher der Arzt getan hatte, nur eine quantitative, aber keine qualitative Bedeutung zusprechen, denn wir konnten uns bei der großen Anzahl von Versuchen überzeugen, daß die Stimme der Mutter auf die Säuglinge keine prompte oder anders geartete Reaktion hervorzubringen imstande war, als eine andere, gleich starke Stimme, die von derselben Entfernung kam.

Nach Cuignet erkannte ein Kind im Alter von einem Monate noch niemanden mittelst des Gesichtes, aber es unterschied seine Mutter schon an der Stimme, wenn auch unsere Versuche nur mit Säuglingen bis zum 14. Lebenstage vorgenommen wurden, so erscheint mir doch diese Behauptung von Cuignet etwas allzu Poetisches zu enthalten.

Wie aus vorstehender Tabelle hervorgeht, bezieht sich verhältnismäßig die Mehrzahl der negativ ausgefallenen Versuche auf den Schall einer Stimmgabel, auf das Spiel einer Harmonika und auf menschliche Laute, während stärkere Schalleindrücke in der Kurve beinahe immer entsprechende Reaktion aufweisen. Ferner ergibt sich, daß bei 80 % der negativen Versuche die Säuglinge entweder schliefen oder sich im Zornaffekte befanden.

Jedenfalls konnte ich unter den von mir untersuchten Säuglingen nie einen solchen finden, der auf akustische Eindrücke bestimmt reaktionslos gewesen wäre und zwar kamen, wie früher erwähnt, von der 6. Stunde nach der Geburt bis zum 14. Lebenstage über 70 Säuglinge zur Untersuchung.

6. Der Geschmacksinn des Neugeborenen.

Der Geschmacksinn als wichtigstes Sinnesorgan der Nahrungsaufnahme ist zur Zeit der Geburt beim Menschen doch bei weitem besser als das Hören, Sehen, Riechen und als der Tastsinn ausgebildet.

Ob bei gewissen Klassen der Tierreihe Geschmack und Geruchsinn getrennt entwickelt sind, wird in berechtigtem Zweifel gezogen. Man kann bei Seetieren überhaupt keine scharfe Grenze zwischen beiden Sinnesarten vorfinden. Bei einigen Arten der Artikulaten, wie bei den honigfressenden Insekten, ist der Geschmacksinn vorhanden (Romanes).

Baglioni[1]) konnte bei niederen marinen Tieren deutliche Zeichen der Reaktion auf chemische Reize feststellen. „Den chemischen Reizwert der Nahrung prüfte Baglioni an Oktopus und Balistes, die beide geblendet waren. Die Versuche wurden gemacht, nachdem die Reizerscheinungen der Operation abgeklungen waren. Dabei ergab sich, das Oktopus auf tote Fische oder auf Krabben stark reagierte. Werden die Nahrungsbrocken in einer Entfernung bis zu etwa 1,5 m vom Tiere entfernt unter Vermeidung jeder Erschütterung angebracht, so beginnen nach Bruchteilen einer Minute bis zu zwei oder mehreren Minuten tastende Bewegungen der Tentakel und endlich, wenn die Beute weit entfernt ist, Kriechbewegungen des ganzen Tieres, welche andauern, bis die Beute erreicht ist. — Dabei tritt die Bedeutung der Konvektion der Schmeckstoffe durch Wasserströme deutlich hervor: wurde die Durchströmung des Bassins abgestellt, dauert es viel länger, bis bei gleicher Entfernung der Reizquelle die Reaktion erfolgt, als bei bewegtem Wasser. — Die Bewegung der Tentakel ist nicht direkt auf den Ort der Beute hingerichtet, sondern es erfolgt ein Umhertasten nach allen Seiten, was bei den geringen und unregelmäßigen Gradienten, die die Schmeckstoffe im bewegten Wasser haben, ohne weiteres verständlich ist“ (Pütter l. c.).

Der Geruchsinn der Vögel übertrifft den der Reptilien — desgleichen steht der Geschmacksinn bei Vögeln dem der Säugetiere sehr nach und auch ihr Tastsinn ist im Vergleiche zu den letzteren sehr mangelhaft (Romanes).

Schon viele Insekten zeigen eine Bevorzugung für manche Geschmackseindrücke zu besitzen, was wir in der zoologischen Skala bei den Neugeborenen der Säugetiere schon beobachten können. „Bei neugeborenen Tieren ist neben der Gleichgültigkeit gegen qualitativ ungleich und schwach schmeckende Lösungen eine entschiedene Bevorzugung einzelner Schmeckstoffe sicher und das Geschmackgedächtnis am ersten Tage entwickelt“ (Preyer). Derselbe Autor sagt ferner: „Versuche mit kleinen Meerschweinchen, die nur 8—16 Stunden alt sind und seit zwei Stunden von der Mutter getrennt waren, ergaben mir durchwegs, dass konzentrierte wässerige Lösungen von Weinsäure, Soda, Glyzerin in Glasröhrchen in den Mund eingeführt, ebenso begierig oder eifrig wie Kuhmilch und Wasser mittelst energischer Saugbewegungen verschluckt werden.“

Aber auch das leere Röhrchen bewirkte, mit dem Ende auf die Zunge gelegt, ebensolches Saugen. Also können die Versuche in dieser Weise angestellt, nicht viel Sicheres ergeben.

---

[1]) Baglioni, Zur Physiologie des Geruchsinnes und des Tastsinnes der Seetiere. Zentralbl. f. Phys. Bd. 22. 1909. (Nach Pütter zitiert.)

Da die Berührung bei hungerigen Neugeborenen als Reflexreiz zum Saugen etwaige gleichzeitige Geschmacksreize überwiegt, gesättigte Neugeborene aber überhaupt nicht regelmäßig saugen, so soll ein anderes Kuterium, wenigstens für die Erkennung einer angenehmen Geschmacksempfindung von besonderem Werte sein, nämlich das Lecken, welches auch beim neugeborenen Menschen als sicheres Wohlgefallen am süßen gelten muß. Denn er leckt den Zucker, aber nicht den Weinsäurekristall anhaltend.

Ein noch nicht 17 Stunden altes sehr kräftiges Meerschweinchen setzte ich nebst je einem Stücke Thymol, Kampfer und Kandiszucker in einen Glaskasten. Es lief umher und hielt sich am längsten beim Zucker auf, nagte eine Kante an, begann hierauf sehr eifrig den Zucker zu lecken. Ich sah deutlich, wie es die Zunge vorstreckte und gegen die glatte Fläche des Kristalls strich. Nachdem es minutenlang anscheinend mit großem Behagen diese Operation fortgesetzt hatte, nahm ich es fort, verschloß ihm beide Augen und wiederholte den Versuch nach 42 Stunden. Zu meinem Erstaunen unterschied auch jetzt das Tier den Zucker, obwohl es das Thymol und den Kampfer nicht berührt hatte und nicht sehen konnte, ohne Zweifel vermittelst des Geruches. Das Glas und das Holz wurden nicht beleckt, aber der Zucker geradeso wie vorher und wie nach dem wieder gestatteten Gebrauch der Augen. Andere Meerschweinchen sah ich am ersten Tage eine solche Entschiedenheit des Geschmacks nicht bekunden. Aber der eine Fall beweist, daß das Süße am ersten Tage unterschieden und begehrt und angenehm gefunden wird.

Auch das eben ausgeschlüpfte Hühnchen unterscheidet verschiedene Nahrungsmittel durch den Geschmack.

Denn wenn ich ihm gekochtes Hühereiweiß, gekochten Eierdotter und Hirse vorsetzte, pickte es nacheinander an allen dreien, wie nach den Eierschalenstückchen, den Sandkörnchen, den Flecken und Ritzen des Holzbodens, jedoch nur am Eigelb oft und eifrig. Als ich das letztere fortgenommen und eine Stunde nach der ersten Probe wieder hingesetzt hatte, sprang es geradeswegs darauf zu und nahm davon, während es bei jener Probe nur einmal das Eiweiß gekostet und nur ein Hirsekorn verschluckt hatte, das übrige nach wie vor hartnäckig verschmähend.

Diese Bevorzugung des Eigelbs beruht demnach auf Geschmacksunterscheidung und Geschmacksgedächtnis.

Diese Fähigkeit kann nur vermittelst ererbter Mechanismen eines Geschmacksinstinktes geleistet werden.

Weitere Experimente darüber, namentlich am neugeborenen Menschen, sind dringend wünschenswert, um die allmähliche Zunahme der Empfindlichkeit für Konzentrationsunterschiede und die für angenehme und unangenehme Geschmacksempfindungen charakteristischen Reflexe im einzelnen besser als bisher zu ermitteln."

Aber schon bei Säuglingen im siebenten und achten Monate der Schwangerschaft konnte Kußmaul Geschmacksempfindungen beobachten, indem er fand, daß sie bei Darreichung einer Zuckerlösung auf die Zunge anders reagierten, als bei Benetzung derselben mit einer Chininlösung. Bei den neugeborenen Tieren (z. B. Schweinen) fällt uns eine Eigenschaft auf, welche auch die menschlichen Neugeborenen besitzen, sie kehren auch, wenn sie blind sind, immer zu der einmal benützten Zitze zurück. Ob sie durch den Tast- oder Geruchsinn zu ihrer Zitze zurückgeführt werden, ist äußerst schwer zu sagen. Vielleicht läßt sich darüber durch experimentelle Zerstörung des Geruchsnerven Aufklärung bringen. Jedenfalls liegt hier eine Einrichtung vor, welche ziemlich komplizierte Sinnesfunktionen voraussetzt und die sicher wert ist, genau studiert zu werden.

Es muß auch für die Geschmacksempfindungen daran festgehalten werden, daß die Säuglinge quantitativ und qualitativ nicht dieselben Geschmackseindrücke, wie die Erwachsenen haben. Unter den erwachsenen Menschen finden sich die verschiedensten Geschmacksrichtungen durch individuelle Anlage oder durch Gewöhnung, Anpassung, Lebenseinrichtung hervorgebracht. Deshalb ist es nicht korrekt von allgemein guten oder schlechten Geschmackseindrücken zu reden, weil diese, wie gesagt, sehr variabel und individuell verschieden sind. So ist es uns Europäern unbegreiflich, wie eine Bevölkerung in Asien ihre Speisen mit Asa foetida würzen kann und als ich in Süd-Amerika zum ersten Male das Mathé (ein einheimisches beliebtes Teegetränk) kostete, fand ich es ekelerregend und bekam Üblichkeiten.

Die Macht der Angewöhnung ist ja, speziell was die Speisen betrifft, sprichwörtlich geworden. „L'uomo é l'animale della abitudine."

„Raucher, Schnupfer oder Tabakkauer bieten uns bekannte Beispiele dafür, inwiefern längeres Beharren bei einer Empfindung, die ursprünglich keineswegs angenehm war, diese zu einer angenehmen macht, während doch die Reizart selbst dabei unverändert blieb. Das gleiche zeigt sich bei mancherlei Speisen und Getränken, die anfänglich widerlich, später nach häufigen Genuß, oft außerordentlich wohlschmeckend werden. Alltägliche Aussprüche über die Folgen der Gewöhnung zeigen uns schon die allgemeine Anerkennung dieser Wahrheit auch in betreff der Gefühle anderer Art. Daß in ähnlicher Weise auch heftige Schmerzen auf Gefühle gepfropft werden können, die ursprünglich angenehm oder wenigstens indifferent waren, vermögen wir zwar nicht zu beweisen, wir haben aber Beweise dafür, daß der Bewußtseinzustand, den man Ekel nennt, in engster Verbindung mit einem Gefühle stehen kann, das einst angenehm war" (Romanes).

Daß beim Neugeborenen zum Zustandekommen der Geschmacksreflexe das Großhirn nicht erforderlich ist, zeigt uns eine wichtige Mitteilung von Küstner, der an einem ohne Gehirn geborenen Kinde nach Betupfen der Zunge mit Glyzerin eine Art „Befriedigung" konstatieren konnte, da es den Mund spitzte und die Zunge ein wenig vorschob und dann zurückzog; als aber Essig auf die Zunge gepinselt wurde, riß es den Mund auf und die Zunge wurde, als eine Art Abwehrbewegung, weit vorgestreckt (nach Preyer zitiert).

Was den Saugakt betrifft, der ja beim Neugeborenen den motorischen Haupteffekt des Schmeckreflexes darstellt, müssen wir in ihm die frühzeitige, komplizierteste und vollkommenste Bewegungsäußerung des Neugeborenen sehen.

„L'atto di spremere il primissimo gesto insorto dalla cecitá del nato d' uomo" (D'Annunzio).

So konnte Preyer beim Kinde, dessen Kopf erst geboren war, beim Einführen eines Elfenbeinstäbchens deutliches Saugen wahrnehmen; ferner schreibt dieser Autor: „Als ich drei Minuten nach dem Austritt des Kopfes eines schreienden reifen Kindes mit dem Finger die Zunge berührte, ihn auf den Zungenrücken hin- und herbewegte oder drehte, hörte das Kind gleich auf zu schreien und sog lebhaft, nicht aber, wenn ich nur die Lippen berührte oder den Finger zwischen dieselben steckte. Jedes normale Kind hat vor der Geburt das Schlucken des Fruchtwassers kennen gelernt und möglicherweise dabei an den eigenen Fingern gesogen. Jedoch ist es für den Ablauf des Saugaktes gleichgültig, ob dabei Flüssigkeit in die Mundhöhle gelangt oder nicht und das lange Saugen an leeren Kautschukschläuchen, welches eine verwerfliche Unsitte zur Beruhigung der Säuglinge gestattet, zeigt, ebenso wie das Saugen an Tüchern, daß für anhaltendes Saugen Schlucken nicht erfordert wird. Es schließt sich aber unter normalen Verhältnissen an das Saugen unmittelbar an.

Welcher Art ist nun diese höchst zweckmäßige Bewegung? Da hirnlose menschliche Mißgeburten und Hündchen ohne Großhirn saugen und schlucken können, so ist die Beteiligung des Intellektes und alle Willkür ausgeschlossen."

Beim Saugen des Kindes an der Brustdrüse ist gewiß eine große Muskelarbeit erforderlich, weshalb wir eben geborene Kinder viel schneller beim Saugen ermüden sehen, als ältere Säuglinge; deswegen finden in den ersten Lebenstagen die Unterbrechungen beim Saugen nach kurzen Zwischenräumen viel häufiger statt, als später.

Wie ich schon im Kapitel „Bewegungen des Säuglings" hervorgehoben habe, als wir uns die Frage vorlegten, ob das Saugen als eine Hauptbeschäftigung des Neugeborenen reflektorisch oder instinktmäßig zustande kommt, so geht unsere Meinung dahin, daß die ersten Bewegungen der Lippen an der

Saugwarze reflektorisch, das eigentliche Saugen aber durch die Macht des Instinktes zustande kommt.

Interessant und der weiteren Untersuchung würdig ist die Mitteilung von Horace Bianchon (Le temps, Causerie medicale), nach dessen Meinung beim Säugling die Sättigung nicht entsprechend der Menge Milch, sondern entsprechend dem Ermüdungszustand durch das Saugen entsteht.

Nach Compayré tritt das blinde und mechanische in der Macht des Instinktes auffällig in der Tatsache hervor, daß das Kind an allem saugt, was ihm dargeboten wird.

Diese Macht des Instinktes zeigt aber gerade im Saugakte beim Säuglinge deutliche Modifizierbarkeit, die sich besonders dadurch kund gibt, daß, wenn das Kind durch einige Tage künstlich ernährt wurde, es bald die Fähigkeit verliert, die Brust zu erfassen. Ebenso hört ein Hühnchen nicht mehr auf den Ruf der Mutter, wenn es denselben nicht in den ersten 8—10 Tagen seines Lebens vernahm (Romanes).

Kußmaul[1]) war der erste, der systematisch den Geschmacksinn bei mehr als 20 Neugeborenen untersuchte und zwar mittelst Chinin, Kochsalz, Weinsäure und Rohrzucker und objektiv die entstandenen Affektreaktionen schilderte. Er konnte feststellen, daß bei Darreichung der Zuckerlösung Saugakte erfolgten, während bei Benetzung der Zunge mit Salz-, Weinsäure- oder Chininlösung das Kind Grimassen schnitt, die als Ausdruck des Unbehagens anzusehen wären.

„Hatten Kinder auf Chinin stark reagiert, so verzogen sie gewöhnlich noch ein oder mehrere Male hintereinander das Gesicht, wenn man nun Zuckerlösung einbrachte, jedoch mit abnehmender Lebhaftigkeit, bis endlich wieder ein behagliches Saugen und Schlucken an die Stelle trat. Dieses stimmt mit den Erfahrungen überein, die jeder Erwachsene an sich selbst macht, daß nämlich ein sehr bitterer oder ekelhafter Geschmack sich nicht sofort durch einen süßen verdrängen läßt, sondern bei jeder neuen Erregung des Geschmacksinnes durch differente Schmeckstoffe mit abnehmender Lebhaftigkeit wiederkehrt" (Kußmaul).

Genzmer[2]) prüfte später an 25 Säuglingen die Angaben von Kußmaul nach, wobei er auf den auffallenden Befund hinwies, daß bei einigen Neugeborenen ebenso Saugbewegungen entstehen bei Darreichung einer verdünnten Chinin- oder Essigsäurelösung wie bei einer Zuckerlösung. Eine wichtige Tatsache teilt dieser Autor ferner mit, daß sich nämlich das Hungergefühl eine Woche nach der Geburt nicht so leicht wie in den ersten Tagen durch Saugen an den eigenen Fingern wegtäuschen läßt.

Preyer hebt richtig hervor, daß nicht erst zu Ende des ersten Monates, wie behauptet wurde, der Säugling anfange, den Arzneien zu widerstreben, indem er vom Herben, Bitteren, Salzigen, Sauren dann erst unangenehm berührt werde, während er anfangs jede Flüssigkeit, etwa Kamillentee und Rhabarbertinktur, ebenso willig wie Milch nehme und noch nicht wähle. Wenn der Kamillentee und die Rhabarbertinktur gezuckert und nicht kalt oder heiß sind, nimmt er sie zu sich, aber nicht süße, stark schmeckende, kalte oder heiße Flüssigkeiten nicht so anhaltend wie Milch.

Wie dieser Autor ferner hervorhebt, wird den Arzneimitteln ein Korrigens, gewöhnlich Zucker, hinzugesetzt und deshalb wäre es selbstredend, daß die Säug-

[1]) Kußmaul, Untersuchungen über das Seelenleben der neugeborenen Menschen Leipzig und Heidelberg 1859.

[2]) Genzmer, Untersuchungen über die Sinneswahrnehmungen des neugeborenen Kindes. Halle 1873.

linge dies unterschiedslos zu sich nehmen; sind sie sehr süß (etwa auf 100 Zucker ein Kalomel) so nimmt sie auch das einjährige und das ältere Kind gerne, das jüngere bedarf so große Zusätze nicht, weil es eben noch nicht so fein unterscheidet.

Was den Geschmacksinn angeht, so finden wir unter den meisten Autoren dieselbe Meinung, daß nämlich dieser Sinn bei der Geburt schon entwickelt ist und zwar in einem stärkeren Grade als die anderen Sinneselemente.

Compayré sagt: „Der Geschmacksinn ist vor den andern Sinnen ausgebildet. Die Organe des Schmeckens sind von der Geburt an ausgebildet und zur Verrichtung befähigt. Von der Brust der Mutter kommt dem Kinde also nicht nur jeder Stoff, den es nährt, sondern auch so ziemlich das erste Vergnügen, die erste Empfindung; hier ist auch das Gefühl beteiligt."

In diesem Sinne spricht sich auch Preyer aus: „Von allen Sinneswerkzeugen ist beim neugeborenen Kinde das des Geschmacks bei der Geburt am besten ausgebildet. Das Süß wird sogleich von dem Bitteren, Sauren, Salzigen unterschieden, und das Sauere anders als das Bittere empfunden."

Ebenso Kußmaul, Küstner, Genzmer u. a.

Eigene Untersuchungen.

Was die von uns angestellten Versuche anbelangt, werde ich zunächst in aller Kürze über die Substanzen und über die Zahl der Experimente berichten. Die Flüssigkeiten, die uns für die Geschmacksempfindungen dienten, wurden auf Körperwärme erwärmt, damit die Reaktion nicht auf einen eventuellen Kältereiz zurückzuführen wäre; obwohl ich gleich hervorheben will, daß nie ein Unterschied der Reaktion zwischen den Probeflüssigkeiten mit Zimmertemperatur und denjenigen mit Körpertemperatur zu beobachten war.

Es wurden insgesamt 95 einzelne Geschmacksversuche ausgeführt, davon entfallen:

auf süß (2—5 %ige Rohzuckerlösung) . .	37	Versuche,
„ sauer (2—5%ige Essiglösung)	5	„
„ salzig (2 %ige Kochsalzlösung	14	„
„ bitter (2 %ige Chininlösung)	6	„
„ Kuhmilch (verdünnt)	22	„
„ Muttermilch	5	„
ferner Saugen ohne Milch	6	„

Ich füge zu diesem Kapitel die Versuche mit dem Saugen ohne Milch, obwohl dieselben unten den taktilen Experimenten einzureihen wären, da sie jedoch Saugakte auszulösen imstande sind, wie wir sie bei den Geschmacksreizen zu sehen gewohnt sind, lassen sie sich von letzteren schwer trennen.

Zur Untersuchung kamen 35 Säuglinge in dem Alter vom 1. bis zum 14. Lebenstage und wurden einzelne Versuche an einem und demselben Säuglinge öfters wiederholt.

Außer 5 Versuchen mit der Milchflasche, bei denen kein Saugen auftrat, fielen alle anderen Experimente positiv aus, d. i. man konnte eine deutliche Reaktion auf den Geschmacksreiz konstatieren.

Die Fig. 36, S. 70 bringt uns das Verhalten der Kurven bei einem zwei Tage alten Säugling zur Anschauung; es wurde mittelst eines Pinsels eine 3 %ige Rohzuckerlösung auf die Zunge gehalten, während einer Zeitdauer von 15½ Sekunden, das Kind war vor dem Versuche etwas unruhig, während der Verabreichung der Zuckerlösung tritt eine gleichmäßige Senkung sowohl der Atmungs- wie der Hirndruckkurven auf und die Respirationskurve zeigt sofort nach dem Versuche ein deutliches Unruhigwerden der Atmung.

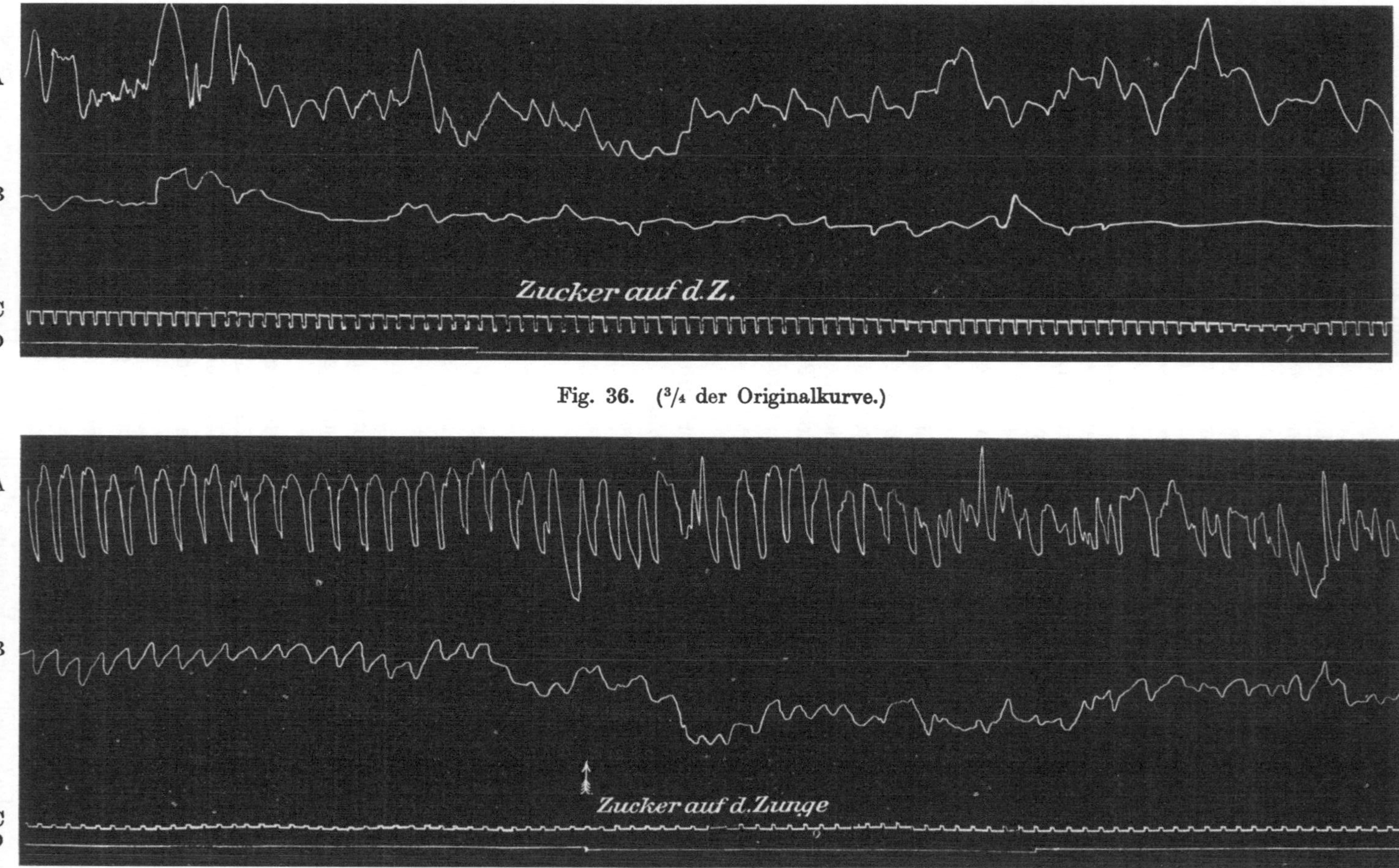

Fig. 36. (3/4 der Originalkurve.)

Fig. 37. (3/5 der Originalkurve.)
A = Atmungskurve, B = Hirnkurve, C = Zeiteinteilung auf ½″, D = Versuchsdauer.

Bei einem schreienden Säuglinge dagegen sieht man beim Hinhalten eines mit Zuckerlösung getränkten Wattetupfers auf die Zunge eine auffallende, starke Senkung der Hirnkurve, während die Respirationskurve erst am Ende des Versuches eine Modifikation aufweist, jedenfalls ist hier ein Beleg vorhanden, daß sich das Kind auf einen gustatorischen Reiz ein wenig beruhigt hat (siehe Fig. 37, S. 70).

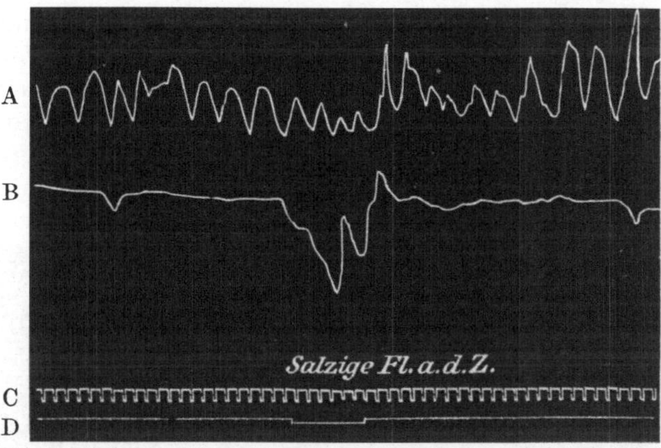

Fig. 38. (2/3 der Originalkurve.)

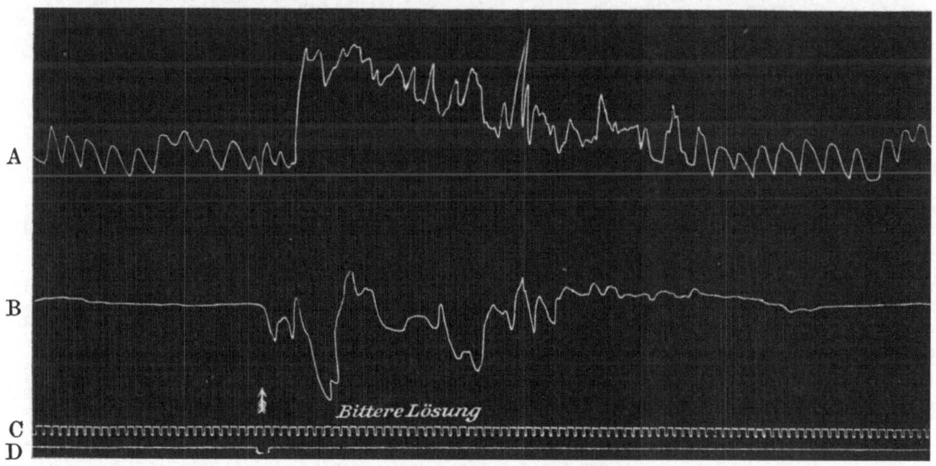

Fig. 39. (½ der Originalkurve.)
A = Atmungskurve, B = Hirnkurve, C = Zeiteinteilung auf ½″, D = Versuchsdauer.

Demselben Säuglinge von dem die Fig. 36 herrührt (siehe Fig. 38, S. 70) überstreichen wir geraume Zeit, nachdem wir eine Zuckerlösung auf die Zunge gepinselt hatten, einen mit einer Salzlösung getränkten Pinsel während der Zeit von drei Sekunden auf die Zunge und das Kind macht auffallenderweise sehr schnell den Mund auf, so daß ich eine halbe Sekunde zu spät mit dem Markier-Magneten den Eindruck der Reaktion aufzeichnete; es tritt sofort eine heftige

Schwankung der Hirnkurve, zum größten Teil wohl durch Mitbewegungen des Kopfes verursacht, ein; es ist beim Vergleiche dieser Figur mit der Figur 36, S. 70 der Unterschied ein so großer, daß man keine Worte weiter zu verlieren braucht. 40 Sekunden nach diesem letzten Versuche bepinseln wir die Zunge unseres kleinen Patienten, während einer halben Sekunde, mit einer Chininlösung und als Folge sehen wir eine förmliche Revolution der folgenden Kurven eintreten (Fig. 39, S. 71), die durch starke Bewegungen mitbeeinflußt werden, als Zeichen des sicher unangenehm wirkenden Sinneseindruckes; erst nach 25 Sekunden zeigen die Kurven ihren normalen Verlauf wieder.

Einen beinahe ähnlichen Befund, wie auf Darreichung einer bitteren Lösung, sieht man auf Fig. 40, S. 72 unter dem Einflusse einer saueren Lösung durch fünf Sekunden; es folgt auch hier eine deutliches Unruhigwerden der Atem- und Hirnkurve.

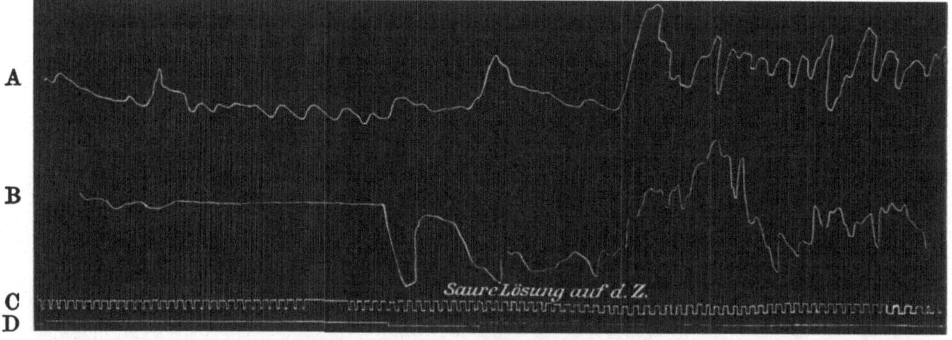

Fig. 40. (½ der Originalkurve.)
A = Atmungskurve, B = Hirnkurve, C = Zeiteinteilung auf ½″, D = Versuchsdauer.

Bei den Figuren (36, 38, 39) sieht man speziell in sehr schöner Weise, ich möchte beinahe sagen, eine quantitative Reaktion auf angenehme und unangenehme Geschmacks-Sinneseindrücke, ausgedrückt in Bewegungsreaktionen des Säuglings.

Auf Taf. 41, sehen wir bei einem sechs Tage alten Neugeborenen die Respirationskurve während des paroxysmalen Schreiens durch das Glockenläuten kaum, durch das länger dauernde Spiel einer Mundharmonika wenig beeinflußt, sohließlich tritt aber durch Darreichung einer Milchflasche, die verdünnte Kuhmilch enthielt, sofortiges Sinken und Modifikation der Atmungskurve sowie Beruhigung der Hirnkurve ein. Demzufolge hatte der Geschmackseindruck mehr als die früheren akustischen Reize Einfluß genommen.

Ebenso sehen wir auf Fig. 42, S. 73, wie bei einem zornigen Säuglinge durch bloßes Berühren der Lippen mit einem Sauger ohne Milch ein auf fallendes Sinken beider Kurven eintritt, wobei die einzelnen Respirationsphasen im Anfangsteile der Atmungskurve so aufhören, als ob das Kind asphyktisch wäre. Die aufgetretene Verflachung der Atmung könnte als eine Aufmerksamkeitsreaktion aufgefaßt werden.

Die einzelnen Saugakte sind an der Hirnkurve durch gleichmäßiges Ansteigen und Sinken erkennbar; so daß ich den Säugling oft beobachtete und

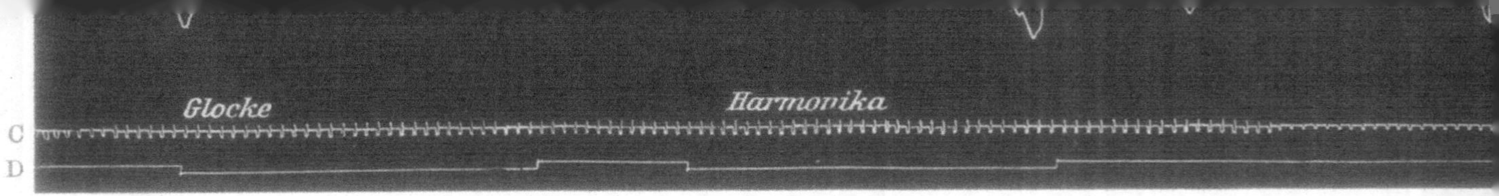

C
D
Glocke
Harmonika

Fig. 41. (2/3 der Originalkurve.) A = Atmungskurve, B = I

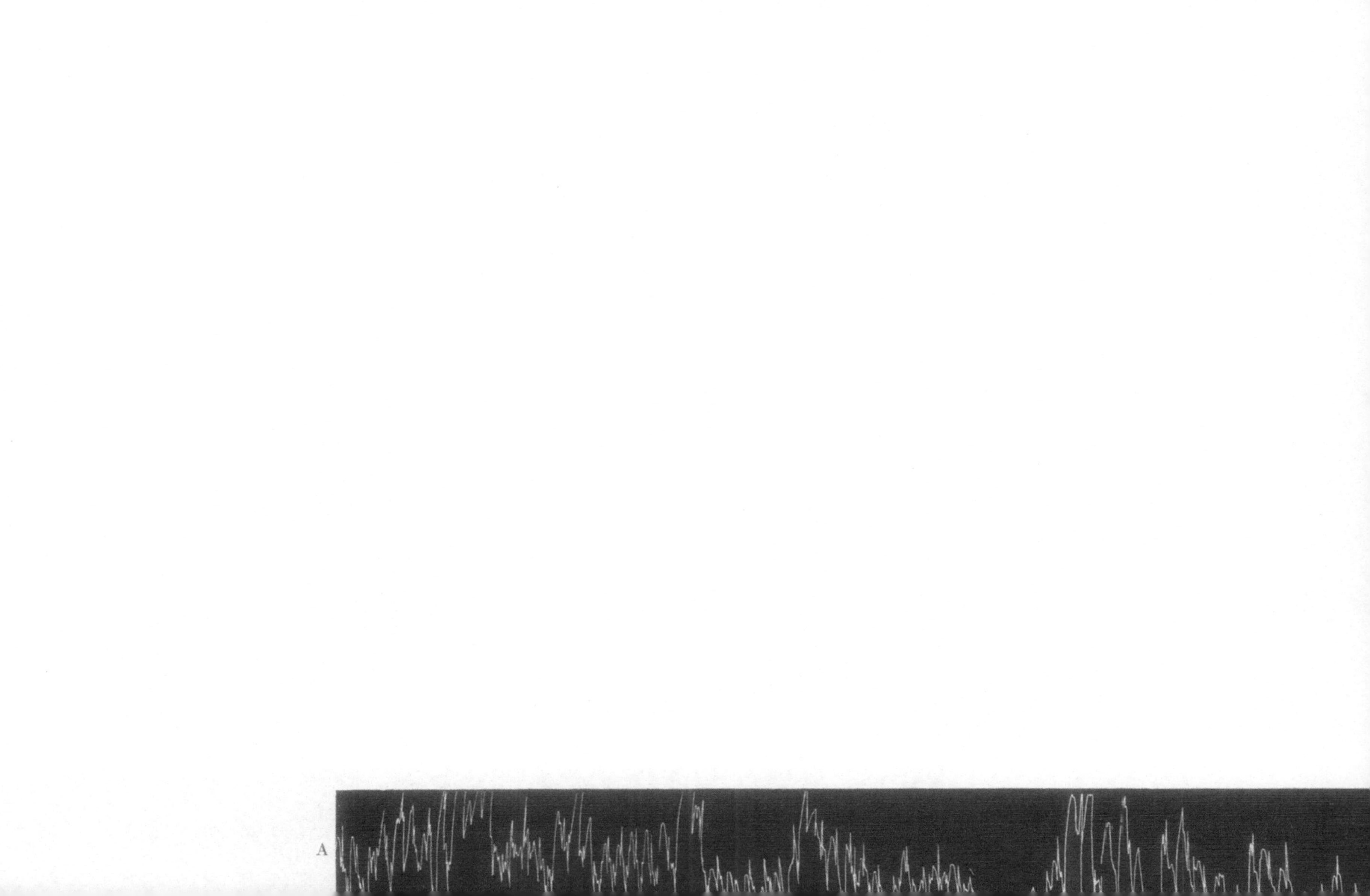
A

Milchflasche

irnkurve, C = Zeiteinteilung auf $\frac{1}{2}''$, D = Versuchsdauer.

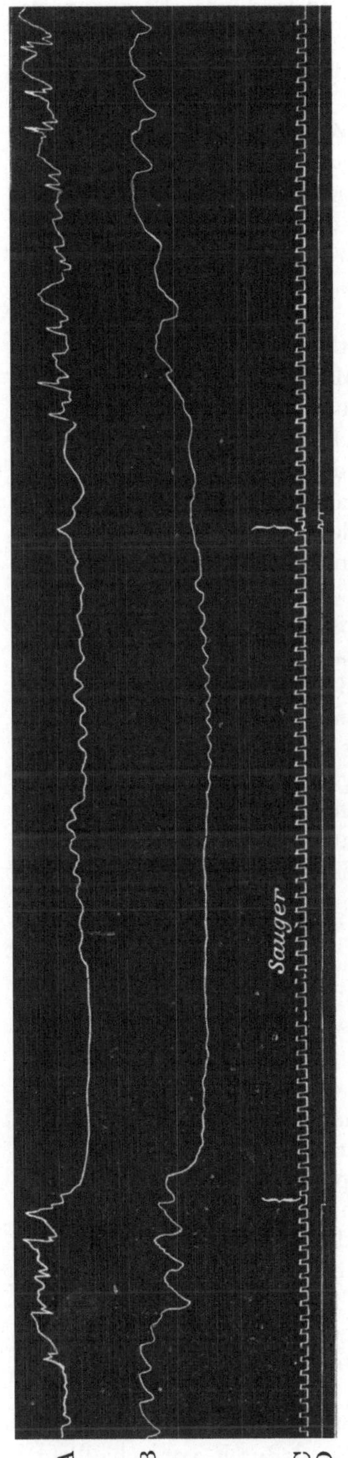

Fig. 42. ($^3/_5$ der Originalkurve.)
A = Atmungskurve, B = Hirnkurve, C = Zeiteinteilung auf $^1/_2''$, D = Versuchsdauer.

bei jedem Saugakte den Markiermagneten aufzeichnen ließ und nachher feststellen konnte, daß die Zahl der einzelnen Saugakte genau mit der Zahl der Zacken des Markiermagneten stimmte (siehe Fig. 43, S. 73). Der Grund der rhythmischen Hirnvolumschwankungen bei jedem Saugakte ist wohl auch darin zu suchen, daß beim Saug- und Schlingakte der venöse Abfluß aus dem Gehirne rhythmisch infolge von Kompression der Venae jugulares behindert wird.

Ich will hervorheben, daß die hier reproduzierten Kurven von Geschmacksreizen den anderen mir zur Verfügung stehenden Kurven entsprechen und daß die typischen Befunde ausgewählt wurden.

Wenn Genzmer und Krones hervorheben, daß einzelne normale Neu-

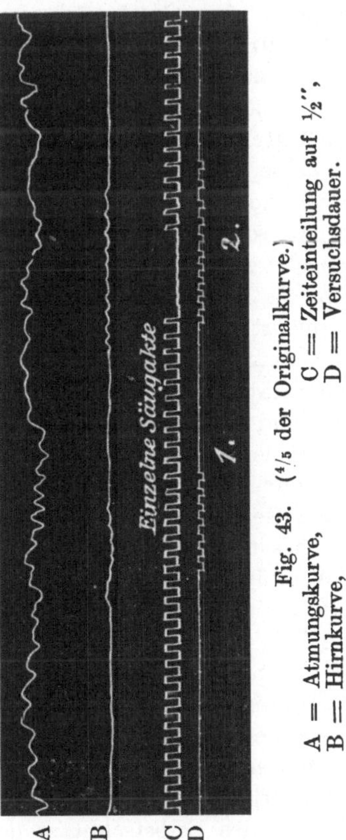

Fig. 43. ($^4/_5$ der Originalkurve.)
A = Atmungskurve, C = Zeiteinteilung auf $^1/_2''$,
B = Hirnkurve, D = Versuchsdauer.

geborene auf verdünnte 1/4—1 %ige Chininlösung und verdünnte Essigsäure gerade so mit Saugbewegungen reagieren wie auf Zuckerlösung, so kann dies auf der Verwendung zu sehr verdünnter Lösungen beruhen, wie sie nur allzu häufig auch Erwachsene nicht unterscheiden können, oder eine Reaktion ist erst später aufgetreten. Wir wissen ja, daß um so längere Zeit erforderlich ist, bis eine Geschmacksempfindung auftritt, je verdünnter die Flüssigkeit ist. Es ist weiter bekannt, daß die Neugeborenen bei allen ihnen dargereichten Substanzen Saugbewegungen machen; dies ist aber kein Beweis, daß für sie kein Unterschied der Geschmacksinnsreizfolgen besteht, weil, wie hervorgehoben, manchmal erst nach einigen Sekunden der betreffende Geschmacksreiz eine deutliche Reaktion ersehen läßt.

Einer anderen, von manchen Autoren verfochtenen Behauptung, der zufolge der Geschmackseindruck der gewohnten Milch so fest haftet, daß eine Unterschiedsempfindlichkeit gegen fremde Milch bestehe, kann ich auf Grund meiner Versuche nicht beipflichten; allerdings muß ich hervorheben, daß dies nur für Säuglinge bis zum 14. Lebenstage gilt, bei denen ich allzu oft Kuhmilch und dann Muttermilch hintereinander gab und umgekehrt, ohne eine verschiedene Reaktion für die eine oder die andere Milchqualität zu finden. Vielleicht haben die Autoren, die anderer Meinung sind, ihre Versuche an älteren Säuglingen angestellt.

Wittich, v. Vintschgau und Höning-Schmied lehrten, daß die Reaktionszeit des Geschmackssinnes beim Erwachsenen vom Einfalle des Reizes bis zur Beantwortung zwischen 0,1598 und 0,2351 Sekunden schwankt und zwar je nach der Art des Geschmacksreizes; am kürzesten soll sie für Salz, länger für Zucker und am längsten für Chinin sein. Wenn es auch bei den jetzigen Untersuchungsmethoden beinahe unmöglich ist, am Neugeborenen genaue Zahlen über die Reaktionszeit der Geschmacksreize aufzustellen, so glaube ich doch beim Vergleiche des Kurvenmaterials zur Behauptung berechtigt zu sein, daß das Latenzstadium für die Geschmacksempfindungen des Neugeborenen kürzer ist, als für die anderen Sinneseindrücke. Dies beweist uns die Feinheit des Geschmackssinnes des Neugeborenen, was uns noch mehr wundert, weil dieser Sinnesapparat nicht wie der Tastsinn, sicher schon vor der Geburt Gelegenheit hatte, Reize aufzunehmen, sondern bis dahin vollkommen untätig war. Das Schlucken von Fruchtwasser kommt als Reiz kaum in Frage und der Säugling ist auf einmal imstande, nach dem Geburtsakte die verschiedensten Geschmacksempfindungen zu differenzieren.

Preyer sagt: „Da die Säure die Schleimhaut angreift, so könnte sie außer dem Geschmack auch starke Tastsinneseindrücke oder Schmerz erregen; jedoch schrieen die Kinder nicht und nach Betupfung der Zungenränder mit einem Weinsäurekristall traten die Grimassen bei zwei Neugeborenen augenblicklich ein, während der Kristall auf die Mitte des Zungenrückens gebracht, geraume Zeit keine Änderung der Physiognomie bewirkte, bis die Lösung zu den für das Saure empfindlichen Zungenrändern gedrungen war. Es ist also wohl der saure Geschmack und nicht eine schmerzerregende Nebenwirkung der Säure, welche das saure Gesicht hervorruft, somit ein gewisses Unterscheidungsvermögen für Geschmacksempfindungen."

Diese frühe entwickelte Unterscheidungsempfindlichkeit liegt gewiß sehr im Interesse des Selbstschutzes des Säuglings, der dadurch vor schädlichen

Nahrungsmitteln bewahrt wird. Deshalb erscheint mir Preyers Standpunkt besonders beherzigenswert und wichtig.

„In praktischer Beziehung halte ich als Regel fest, so sehr es den Vorurteilen einer traditionellen Erziehungsmethode widerspricht, daß in keinem Falle ein kleines Kind gezwungen werden soll, eine Nahrung zu genießen, deren Geschmack ihm zuwider ist. Irgendwelchen Nutzen solcher Strenge für das Kind wüßte ich nicht anzugeben, wohl aber kann sie, auch wenn nicht bald nach der Mahlzeit Erbrechen erfolgt, nachteilige Wirkungen auf die Ernährung und die Charakterbildung haben. Die Weigerung des kleinen Kindes, einzelne Speisen zu sich zu nehmen, ist durchaus nicht eine Unart. Weigert sich doch der Säugling gleich anfangs mit Recht, saure Milch zu trinken und zur kritischen Zeit der Entwöhnung ist es nicht das Kind, welches Strafe verdient, weil es die gesalzenen oder ihm schwer verdaulichen Nahrungsmittel verweigert, sondern die Wärterin, die sie ihm aufnötigt."

Zusammenfassung.

Fassen wir unsere Ergebnisse über den Geschmacksinn des Neugeborenen zusammen, so ergibt sich folgendes:

Die Versuche, die wir mit den vier Geschmacksmodalitäten (süß, sauer, salzig, bitter) ausführten, ergaben immer einen positiven Befund.

Und zwar bewirkte die süße Geschmacksempfindung immer eine Beruhigung des Säuglings, während die Salzlösung eine leichte Unruhe der Versuchsperson mit Aufhören der Saugbewegungen zur Folge hatte. Die saure und bittere Lösung wiesen sofort eine auffallende starke Irregularität der Kurven auf, die in der plötzlich entstandenen motorischen Tätigkeit (inkoordinierte Bewegungen mit dem Kopfe, Aufsichschlagen mit den Extremitäten, verstärkter Atmung durch das Schreien etc.) ihre Erklärung findet.

Ein quantitativer oder ein qualitativer Unterschied der Reaktion zwischen einer bitteren oder saueren Lösung konnte nicht mit Sicherheit eruiert werden. Auf Grund der angestellten Experimente kann jedoch behauptet werden, daß unter allen Sinnesreizen, die den Neugeborenen treffen, diejenigen des Geschmackssinnes die promptere Reaktion ergaben.

Die von uns durchgeführten Versuche auf dem Gebiete des Geschmackssinnes stimmen mit den früheren experimentellen Ergebnissen von Kußmaul, Genzmer und Preyer überein.

Ein Unterschied dagegen der Reaktion zwischen der Muttermilch oder Kuhmilch war bei unserem Materiale nicht zu konstatieren.

Jeder Saugakt geht ferner mit einem deutlichen Aufsteigen und Sinken der Hirnkurve vor sich, was auf eine venöse Stauung durch Kompression der Gefäße zurückgeführt werden kann.

7. Der Tastsinn des Neugeborenen.

Vom Ektoderm oder äußerem Keimblatte, welches in späteren Zeiten die Hautdecke bildet und in welchem auch das Nervensystem seine Wiege hat, nehmen auch die höheren Sinnesorgane ihren Ursprung.

Bei vielen niederen Tieren bleiben sie selbst zeitlebens in der äußeren Hautdecke liegen, so z. B. bei den Würmern (Romanes).

Deshalb stellt die Hautdecke das primitive und auch universale Sinnesorgan dar und wir finden den Tastsinn bei manchen Pflanzen und mehr oder weniger bei allen Tierarten wohl ausgebildet.

„Die Organe des Tastsinnes finden wir ebenso wie jene des Lichtsinnes nur da, wo Bewegungen ausgeführt werden und mechanische Einflüsse ev. regulierend einwirken....

Bei den Tieren sind die Tastorgane so weit verbreitet, daß vielmehr die Formen aufzuzählen wären, denen sie fehlen, aber hier wären vom Vielzelligen nur die Schwämme zu nennen, bei denen freilich auch Sinneszellen beschrieben sind....“ (Pütter).

Ferner schreibt Romanes: Nach dem anatomischen Baue der Lithocyten steht es fest, daß die Medusen mit den verschiedensten, dem Tastsinn dienenden Organen ausgestattet sind. Denn nicht nur sind sie mit langen, hoch empfindlichen und kontraktilen Tentakeln versehen, sondern bei einigen Arten sind auch die Randganglien mit winzigen, haarähnlichen Anhängseln besetzt, welche ihre zugehörigen Nervenzellen gegen jede Berührung außerordentlich empfindlich machen müssen.

Der Tastsinn wird sowohl durch diese kleinen, als auch durch die größeren Tentakeln (sowie auch durch die ganze weiche Außenfläche) vermittelt, bei den Cephalopoden dagegen durch die langen schlangenförmigen Arme, welche diesen Tieren ein größeres Vermögen zur Aufnahme von Tasteindrücken sichern müssen, als irgend einem anderen Seetiere.

„Bei Oktopus konnte Baglioni den Drucksinn an geblendeten Tieren untersuchen. Baumwollfäden von 2—3 cm Länge, die sehr vorsichtig, unter Vermeidung einer Erschütterung des Wassers auf die Haut des Tieres gelegt wurden, wirkten deutlich als Reiz, der Farbenänderung (Kontraktion der Chromatophorenmuskeln) oder Bewegungen der Saugnäpfe veranlaßte.

Eine sehr bedeutende Empfindlichkeit gegen Wasserbewegungen konnte Baglioni am geblendeten Oktopus nachweisen. Wird ein Gegenstand (z. B. ein Stück Glasrohr, das keinen chemischen Reiz ausübt) dem geblendeten Tiere im Wasser genähert, so ändert die dem Gegenstande nahe Hautstelle ihre Farbe und die Saugnäpfe beginnen sich zu bewegen“ (Pütter).

Bei den Amphibien und Reptilien scheint ferner der Tastsinn nicht viel überlegener zu sein als bei den Fischen.

Bei den Nagetieren, einigen Musteliden und sämtlichen Primaten bildet die Hand das hauptsächliche Tastorgan und es scheint, als ob die starke Modifikation, welche dieses Organ bei den Cheiropteren erlitten, mit einer entsprechend starken Erhöhung ihres Tastvermögens Hand in Hand gegangen sei, denn durch den bekannten Versuch von Spallanzani (seitdem von verschiedenen anderen Beobachtern wiederholt und bestätigt) wurde festgestellt, daß wenn man eine Fledermaus ihrer Augen beraubt und ihre Ohren mit Baumwolle verstopft, sie immer noch ohne Schwierigkeit umher zu fliegen vermag, unter Vermeidung aller Hindernisse, selbst wenn dieselben aus ganz dünnen, durch das Zimmer gezogenen Fäden bestehen (Preyer).

Was den Einfluß der Temperatur auf die Tierwelt angeht, so sagt Grant Allen[1]): „Für das animale Leben bedeutet Kälte, Tod, Wärme Leben. Daher ist es nicht erstaunlich, daß schon Tiere einen Sinn stark entwickelt haben, der sie von einem in ihrer Umgebung eintretenden Temperaturwechsel unterrichtet; dazu gehört, daß dieser Sinn sich gleichmäßig über den ganzen Organismus verbreitet.... Sobald lebende Wesen überhaupt zu fühlen begannen, begannen sie auch Wärme und Kälte zu fühlen."

„Über die Tastreizbarkeit wissen wir so gut wie nichts. Wenn wir die sinnesphysiologischen Erfahrungen am Menschen heranziehen, so ist der Vergleich der Höhe der Tastreizbarkeit interessant: die Baumwollfädchen von 0,25 mg Gewicht, das die Ranken von Sikyos zur merklichen Krümmung veranlaßte, wird an empfindlichen Stellen der menschlichen Haut bei sanfter Bewegung nicht mehr als Reiz empfunden, die Ranke übertrifft also in ihrer Reizbarkeit die menschlichen Organe des Berührungssinnes" (Pütter).

Daß der menschliche Fötus auf Druckreize Reaktionen zeigt, geht aus den Berichten beinahe aller Autoren hervor und man kann sich stets davon überzeugen, wenn man bei der manuellen Untersuchung des graviden Uterus in den letzten Monaten der Schwangerschaft gegen die palpierende Hand deutliche Bewegungen der Extremitäten des kindlichen Fötus tasten kann; schwierig ist es hierbei, zu unterscheiden, ob man es mit impulsiven oder Reflexbewegungen zu tun hat. Die Rückenmarksbahnen und die durch Schaltstationen zur Großhirnrinde führende Bahn sind zur Zeit der Geburt bereits markhaltig und schon zur Fötalzeit im Uterus geübt worden (Probst).

Ebenso unmöglich ist es, bei den bisherigen Untersuchungsmethoden anzugeben, im wievielten Monate der Schwangerschaft die ersten Reflexbewegungen gegen Berührung auftreten. Andere Druckempfindungen, als die durch die Uteruswand fortgepflanzten, kommen natürlich beim Fötus unter normalen Verhältnissen nicht vor und gerade das Fruchtwasser ist eine Schutzvorrichtung, um allzu starke Druckwirkungen abzustumpfen.

Bichat[2]) konnte schon vor einem Jahrhundert bei Embryonen der Meerschweinchen feststellen, daß die mechanische und elektrische Erregbarkeit der quergestreiften Muskulatur, sowie die Erregung der nervösen Zentralorgane um so mehr herabgesetzt ist, je jünger die Embryonen sind.

Mit dieser Verzögerung der peripheren oder intrazentralen Vorgänge der Reflexbewegungen steht die geringe Empfindlichkeit der Embryonen gegen Schmerz im Zusammenhang (Preyer).

Was menschliche Frühgeborene betrifft, so ergeben die Versuche von Genzmer, daß dieselben auf Nadelstiche oft gar nicht reagieren, auch wenn sie in die Nase, Lippen und in die Hände so gestochen wurden, daß an den Stichöffnungen mancher Blutstropfen sichtbar wurde, manchmal dagegen soll nur ein leichtes Zucken die Folge des Stechens gewesen sein. Die Angaben der verschiedenen Autoren, die am reifen menschlichen Neugeborenen die verschiedenen Sensibilitätsqualitäten prüften, können im folgenden resumiert werden.

---

[1]) Grant Allen, Der Farbensinn, sein Ursprung und seine Entwickelung. Leipzig 1880. Günthers Verlag.

[2]) Bichat, Allgemeine Anatomie angewandt auf die Physiologie und Arzneiwissenschaft. Leipzig 1803.

Für Temperaturunterschiede besteht die größte Empfindlichkeit, die sich sofort nach der Geburt durch den Einfluß des kälteren Milieus zu erkennen gibt, in welches der Neugeborene versetzt wird.

Preyer u. a. betonen, daß die starke Wirkung der plötzlichen allgemeinen Abkühlung auf die Hautnerven durch Eintauchen des Ebengeborenen in kaltes Wasser, welche Methode nach Schultze zur Wiederbelebung der scheintot geborenen Kinder verwertet wird, mit Unlust verbunden ist, wenn die Erstickungsgefahr beseitigt wurde. Ferner fügt er hinzu: Wie empfindlich übrigens Kinder bezüglich der Unterscheidung von Kälte und Wärme in völlig gesundem Zustande sind, zeigte sich mir bei dem Versuche, das tägliche Bad nach und nach kälter zu verordnen. Bis zu $32\frac{1}{2}^0$ C oder 26^0 R konnte das Wasser abgekühlt werden, ohne besondere Affekte zu erzeugen, weiter nicht. Jedesmal wenn das Wasser von nahe $31\frac{1}{4}^0$ oder weniger als 25^0 R verwendet wurde, schrie das Kind ununterbrochen, bis wärmeres Wasser hinzugefügt worden war.

Vermutlich war also die Hauttemperatur sehr nahe 32^0 C. Als aber das Kind $2\frac{1}{2}$ Jahre alt war, lachte es und jubelte es im Wasser von der Temperatur des Zimmers, also in dem kalten Bade, das es früher weinen machte und weigerte sich im vierten Jahre, ein warmes Bad von 36 C^0 zu nehmen.

Auf einfache Berührung hin zeigte der Neugeborene unter normalen Verhältnissen eine geringe Empfindlichkeit, „anderenfalls würde der schlafende Neugeborene durch seine eigenen, oft heftigen Bewegungen sich selbst wecken müssen“ (Preyer).

Ich glaube nicht, daß gerade durch diese Beobachtung die Unterempfindlichkeit des Ebengeborenen bewiesen wird, weil es ja zur Genüge bekannt ist, daß während des Schlafes sowohl Erwachsene als auch Neugeborene eine Unterempfindlichkeit gegen äußere Reize aufweisen, die von der Intensität des Schlafes abhängt; wir wissen ferner, daß Erwachsene während eines normalen Schlafzustandes sehr heftige Bewegungen ausführen, speziell im Traume, ohne wach zu werden; und trotzdem beweisen einige schmerzhafte Hautstellen am folgenden Tage, daß sie mit einer gewissen Energie um sich geschlagen haben.

Am empfindlichsten gegen Berührung sollen die Lippen und die innere Nasenschleimhaut des menschlichen Neugeborenen sein, so daß gegen leises Berühren dieser Stellen mit einer Borste deutlich reaktive Bewegungen auftreten.

Die Hand und die Fußsohle zeigen ebenfalls eine ziemlich große Empfindlichkeit und Olshausen [1]) hebt hervor, daß bei asphyktischen Ebengeborenen der Puls durch künstliche Atmung kräftiger geworden ist, die aber sonst kein anderes Lebenszeichen von sich geben, oft durch Kitzeln der Fußsohle eine aktive Bewegung der unteren Extremitäten bewirkt wird, bevor die Atmung einsetzt.

Ferner haben mehrere Autoren auf die große Sensibilität der Zunge hingewiesen, was gewiß mit der wichtigen Funktion zusammenhängt, welche diesem Organe schon in den ersten Lebenstagen zukommt.

---

[1]) R. Olshausen, Asphyxia neonatorum et Hypnotismus. Gynäkol. Zentralbl. 1880.

Genzmer[1]) stellte eine große Anzahl von Versuchen bei Neugeborenen an, um die Sensibilität für Schmerz zu prüfen. Er kam zu dem Resultate, daß die Säuglinge am ersten Tage für Nadelstiche fast unempfindlich, in den folgenden Tagen aber noch unterempfindlich sind. Reife Kinder reagierten nach einem oder nach zwei Tagen auf Stiche, welche beim Erwachsenen eine Schmerzäußerung verursachen, mit Reflexbewegungen wie auf eine einfache Berührung hin.

„Von jenen Tastreflexen unterscheiden sich die Schmerzreflexe dadurch, daß die Bewegung dem Reiz hier erst nach einer größeren Pause (bis zwei Sekunden) zu folgen pflegt."

Die Empfindlichkeit für Nadelstiche nimmt in den ersten Wochen zu, so daß später als Reflex ein Verziehen des Gesichtes folgt, „sie scheinen sich des Schmerzgefühles schon bewußt zu werden. In den ersten Wochen war dies niemals der Fall."

Ebenso Ottolenghi[2]): Das eben geborene Kind ist gegen schmerzhafte Berührung weniger empfindlich als der Erwachsene.

Paola Lombroso[3]) sagt ferner: Ein anderer Beweis der geringen Empfindlichkeit der Kleinen ist die Tatsache, daß die Kinder mit zwei oder drei Jahren ihre Schmerzen nicht lokalisieren können. Sie klagen über Kopfweh, Halsschmerzen in unbestimmter Weise, zeigen mit ungelenkigen Geberden ungefähr auf die angeblich schmerzende Stelle, auf das Gesicht, die Wangen, den Mund etc., ohne die genaue Stelle zu bezeichnen, wo sie den Schmerz fühlen.

Ferner gibt Preyer an: „Nadelstiche bewirken bei Neugeborenen am leichtesten von der Fußsohle aus Schmerzreflexe, nämlich Unruhe und Schreien, aber die Zeit, welche von der ersten Berührung bis zum Beginn der Bewegung vergeht, die Reflexzeit, ist länger als bei Erwachsenen und beträgt bis zu zwei Sekunden."

Was die Empfindlichkeit der Neugeborenen für den elektrischen Strom betrifft, so erscheint dieselbe, wie die anderen Sensibilitätsarten, herabgesetzt.

Solltmann hob die geringe Schmerzempfindlichkeit Neugeborener gegen den elektrischen Strom hervor, die durch die schlechte Leitung der peripheren Nerven bedingt ist. Probst erwähnt, daß auch bei stuporösen Geisteskranken eine Herabsetzung der Erregbarkeit der peripheren Nerven sich vorfindet.

Eigene Untersuchungen:

Ich bediente mich bei meinen Versuchen folgender taktiler Reize:

	Zahl der Versuche	positiven	negativen
Ergreifen gewisser Körperteile mit den Fingern	14	14	0
Berührung verschiedener Körperstellen mit einem Pinsel	9	2	7
Berührung der Lippen mit verschiedenen Gegenständen	6	6	0

[1]) Genzmer l. c.
[2]) Ottolenghi, La sensibilita e l' età. Torino 1894.
[3]) Paola Lombroso l. c.

Zahl der Versuche		positiven	negativen
Kältereiz (Äthylchlorid und Alkohol oder kaltes Metall)	6	6	0
Anblasen	3	3	0
Nadelstiche	10	8	2
Galvanischer Strom bis 10 M.A.	8	0	8
Faradischer Strom	6	0	6

Wenn wir diese Versuche auf taktilem Gebiete einer summarischen Würdigung unterziehen, so kann zunächst festgestellt werden, wie das Kind auf stärkere Reize immer reagiert, z. B. beim Angreifen irgend einer Extremität oder des Kopfes mit den Fingern; eben so sehr empfindlich erweist es sich gegen Kältereiz und Anblasen des Gesichtes; ferner, daß auf leichte Berührung der Lippen mit verschiedenen Gegenständen immer eine Reaktion zu sehen ist, wogegen eine solche auf leise Berührung anderer Körperteile in der überwiegenden Mehrzahl der Fälle (zwei positive gegen sieben negative Versuche) ausbleibt.

Für schmerzhafte Empfindungen (Nadelstiche auf die Haut) haben wir bei 20 % der Fälle keine Reaktion beobachten können und auffallend ist die

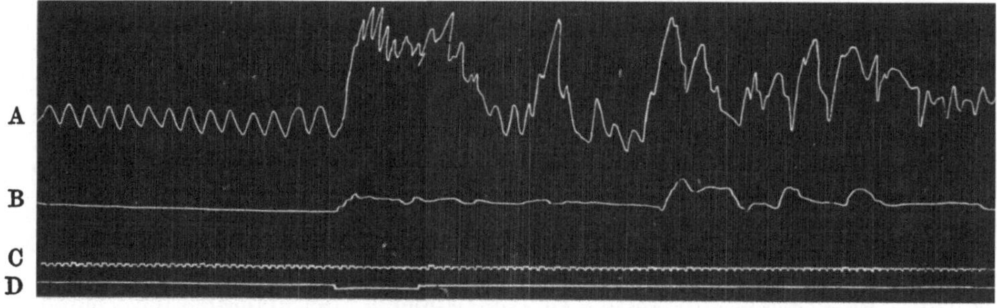

Fig. 45. (½ der Originalkurve.) Metallstück auf die Stirne.
A = Atmungskurve, B = Hirnkurve, C = Zeiteinteilung auf ½″, D = Versuchsdauer.

Unempfindlichkeit sowohl für den faradischen als für den galvanischen Strom, wenn ich auch hervorheben muß, daß diese Versuche nicht als endgültig betrachtet werden dürfen, da hierüber mein Material ein viel zu geringes ist.

Beim Studium des Kurvenmateriales sehen wir auf Fig. 44, S. 81 bei einem drei Tage alten Säuglinge, der sich in einem äußerst erregbaren Zustande befand, auf Berührung der Schädels mit einem in Alkohol getauchten Tupfer einen besonderen starken Ausschlag der Respirationskurve eintreten, der noch auf eine Sekunde nach Wegnahme der Reizquelle anhält. Es muß betont werden, daß dieser Säugling früher auf vielfältiger Weise gereizt worden war und daß unter solchen Umständen oft ein an sich geringer Reiz viel leichter einen starken Effekt zur Folge hat.

Fig. 45, S. 80 läßt erkennen, wie beim ruhigen Neugeborenen durch leichtes Anlegen eines kalten Metallstückes auf die Stirne in der Dauer von fünf Sekunden eine Revolution der Kurven eintritt, die besonders bei der Hirnkurve um so höher zu bewerten ist, als der Kopfpneumograph nicht auf-

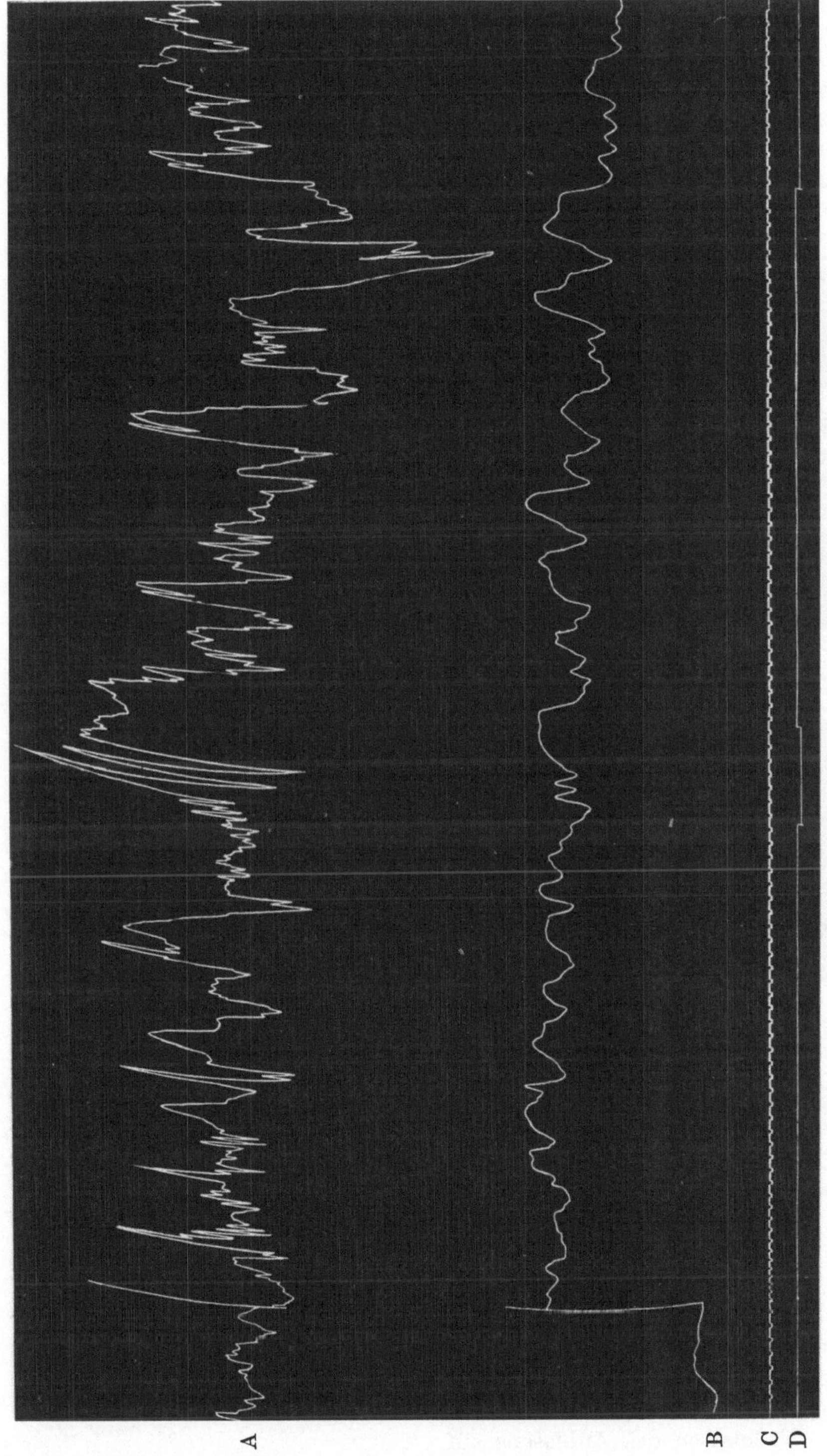

Fig 44. (5/6 der Originalkurve.)
Alkohol auf die Stirne.

A = Atmungskurve, B = Hirnkurve, C = Zeiteinteilung auf ½", D = Versuchsdauer.

geblasen war und deshalb ein viel größerer Druck der Stirnfontanelle nötig war, um einen solchen Ausschlag herbeizuführen.

Die vordem ruhige gleichmäßige Atmung wird stark beschleunigt und unregelmäßig, das Hirnvolumen steigt plötzlich an, bleibt höher als vordem und zeigt unregelmäßige Schwankungen.

Lehrreich ist ferner die Fig. 46, S. 82, wo ein Säugling während des Schlafes in der Dauer von einigen Sekunden durch Applikation von Äthylchlorid, welches bekanntlich einen sehr starken Kältereiz verursacht, auf die

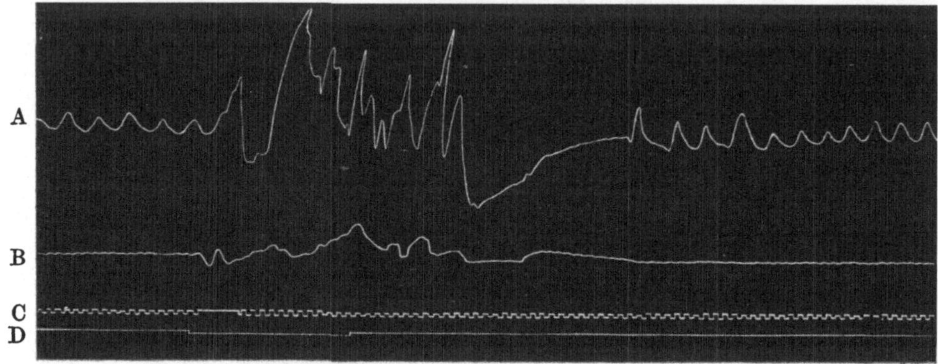

Fig. 46. (½ der Originalkurve.) Äthylchlorid auf der Kopfhaut.

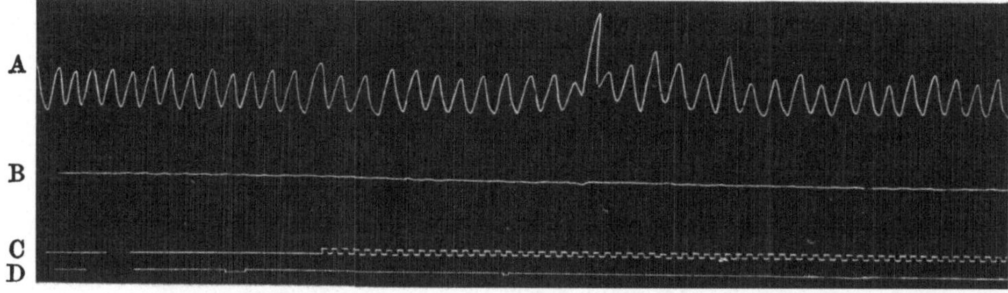

Nadelstich I. II.

Fig. 48. (½ der Originalkurve.)

A = Atmungskurve, B = Hirnkurve, C = Zeiteinteilung auf ½″, D = Versuchsdauer.

Kopfhaut gereizt wurde; der Säugling ist dadurch eine Sekunde später aus dem Schlafe geweckt worden und zeigt eine starke Unruhe; auffallend ist, daß er 22 Sekunden nach Aufhören des Reizes wieder in einen Schlafzustand verfällt.

Hirnvolume und Atemkurve zeigen ähnliche Verhältnisse wie in Fig. 45.

Daß das Anblasen gegen das Gesicht einen besonderen starken Erregungszustand auslösen kann, sehen wir auf Fig. 47, S. 83 bei einem sonst in einem ziemlich unruhigen Zustand sich befindlichen Säugling. Die starken Schwankungen der Atmung treten sofort beim Beginne des Reizes ein und hören beim Nachlassen des Anblasens auf.

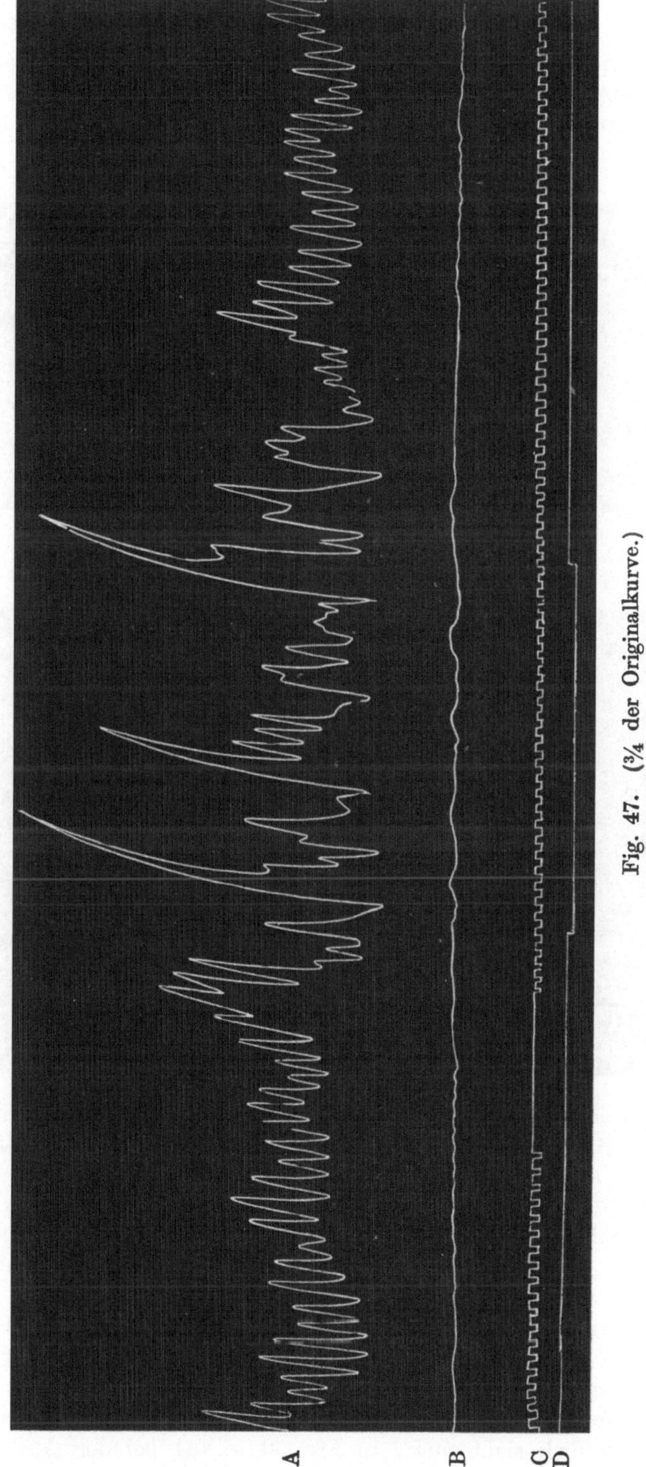

Fig. 47. (3/4 der Originalkurve.)
Anblasen gegen das Gesicht.

A = Atmungskurve, C = Zeiteinteilung auf 1/4″,
B = Hirnkurve, D = Versuchsdauer.

Im Gegensatze zu diesem Versuche ist ein negativer Ausfall der Reaktion auf ziemlich kräftige Nadelstiche beachtenswert, welche auf die linke Schulter eines neun Tage alten Säuglings gesetzt wurden (Fig. 48, S. 82), als er sich gerade im Schlafzustand befand. Beim erstmaligen Stechen tritt sicher keine Reaktion auf; während bei zweimaliger Wiederholung des Versuches nach vier Sekunden ein kräftiger Atemzug zu sehen ist, der meiner

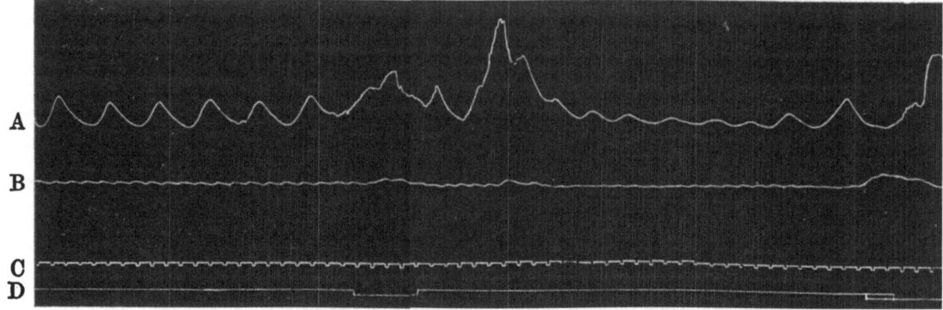

Fig. 49. (½ der Originalkurve.) Druck auf den Bauch.

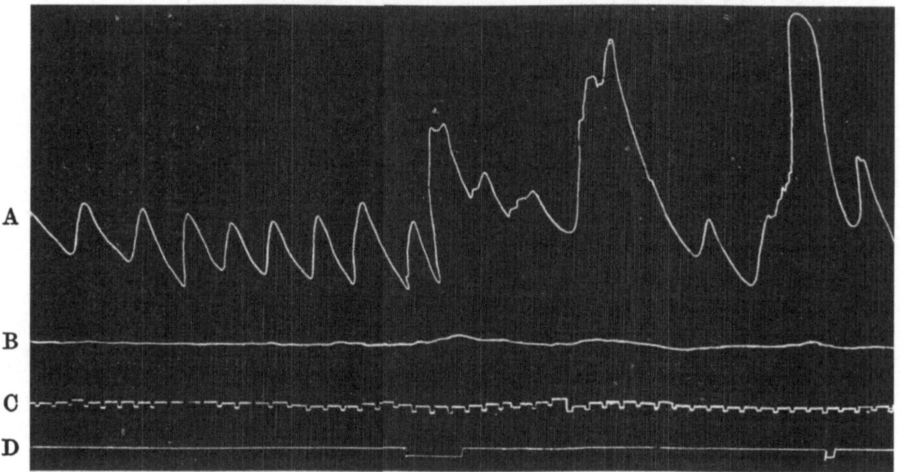

Fig. 50. (4/5 der Originalkurve.) Passive Bewegung mit dem Schädel.
A = Atmungskurve, B = Hirnkurve, C = Zeiteinteilung auf ½″, D = Versuchsdauer.

Meinung nach kaum in einer kausalen Beziehung mit dem gesetzten Reize steht; die einzelnen Phasen der Respiration und des Pulses weisen nach dem Versuche weder eine Änderung der Frequenz noch der Qualität nach und das Kind wurde nicht wach.

Ein leichter Druck mit den Fingern auf dem Bauche, ohne den Pneumographen direkt zu berühren, bringt deutliche Vermehrung der Zahl der Hirnpulse neben einer Zunahme des Hirnvolumens und Ansteigen der Respirationszahlen hervor (siehe Fig. 49, S. 84). Am Ende dieser Kurve schlief der Säugling ein. Schließlich sieht man auf Fig. 50, S. 84 bei der Ausführung leichter passiver Bewegungen mit dem Kopfe eines Säuglings eine besonders starke Zunahme der Respirationskurve auftreten, während die Respirationskurve einen sehr geringen Einfluß auf den Verlauf der Hirnkurve auszuüben scheint.

Ich führe weiter keine anderen Tafeln vor, weil meine Ergebnisse über die Berührungsempfindlichkeit doch im großen und ganzen mit den Angaben der früheren Autoren übereinstimmen.

Nach Donders beträgt die Reaktionszeit für den Tastsinn (vom Einfallen des Reizes bis zur Beantwortung desselben) ein Siebentel Sekunden; diese Zeitangabe gilt jedoch für den Erwachsenen, weil sie für den Neugeborenen länger ist; genaue Zahlen aufstellen, halte ich für beinahe unmöglich.

Bei den Neugeborenen in den ersten Tagen finden wir ein häufiges Begleitsystem der schmerzlichen Äußerungen des Erwachsenen, nämlich die Tränenabsonderung, nicht vor; ich konnte bei keinem der von mir untersuchten Säuglinge Tränen in die Augen schießen sehen.

Zusammenfassung.

Die Ergebnisse der Experimente mit Tastsinnreizen lauten:

Die stärkste und prompteste Reaktion erfolgt auf Kältereize, die ohne wesentliches Latenzstadium, Beschleunigung der Atmung, Erhöhung des Hirnvolumens, motorische Unruhe und soweit feststellbar keine gesetzmäßige Änderung der Pulsfrequenz verursachten. In manchen Fällen war eine Pulsbeschleunigung sichtbar; der Reaktionstypus würde dann dem der Unlustreaktion entsprechen. Von den Partien der Haut zeigen die Lippen die größte Empfindlichkeit gegen Berührung; der Schmerzsinn dagegen und die Empfindlichkeit gegen schwache elektrische Reize sind auffallend stark herabgesetzt.

8. Der Geruchsinn des Neugeborenen.

Wenn wir nun zu diesem, bei der menschlichen Art infolge verminderter Tätigkeit, einer relativen Atrophie anheimgefallenen Sinnessysteme gelangen, so wird es mir nicht schwer sein, darzulegen, daß die früheren Autoren dem Geruchsysteme des Neugeborenen Eigenschaften zugemutet haben, welche ihm nicht zukommen.

Sowohl der Säugling wie der Erwachsene haben mikrosmatische Gehirne und unterscheiden sich dadurch von den makrosmatischen Tiergattungen, bei denen der zur Riechsphäre dienende Hirnteil bis ein Fünftel der ganzen Hirnmasse ausmacht, wie bei den Jagdhunden und Katzen, und andererseits differenzieren sie sich von den anosmatischen Tieren, bei denen kaum Reste eines Geruchapparates mehr vorhanden sind, so bei einigen Cetaceen.

Vom vergleichend physiologischen Standpunkte scheint eine Unterscheidung von Riechen und Schmecken überhaupt wenig zweckmäßig, es ist wohl besser, nur von chemischen Sinnen generell zu sprechen. Denken wir an die Organe des chemischen Sinnes bei Dytiscus, die auf den Tastern stehen: Wir können ihre Betätigung ebenso gut als Riechen wie als Schmecken bezeichnen, während bei luftlebenden Insekten homologe Organe als Geruchsorgane angesprochen werden könnten (Pütter).

Wir wollen auch bei diesem Sinnessysteme die Entwickelung desselben im Tierreiche, sodann den Geruchsinn des menschlichen Neugeborenen nach der bis jetzt geltenden Meinung verfolgen, um schließlich unsere Befunde einer Würdigung zu unterziehen.

Die ersten Vertreter der Tierwelt, die den Geruchsinn zu besitzen scheinen, sind nach Romanes die den Medusen verwandten Aktinien. Wirft man nämlich Futter in einen Teich, in welchem sich die Seeanemonen in geschlossenem Zustande befinden, so strecken die Tiere sofort ihre Tentakeln aus. Ein Unterschied zwischen dem Geschmacksinne und Geruchsinne kann bei diesen Tieren nicht gemacht werden, dasselbe gilt von den Fischen.

Weiter berichtet derselbe Autor, daß die Landblutegel von Ceylon einen so feinen Geruchsinn besitzen, daß sie das Herannahen eines Pferdes oder eines Menschen auf weite Entfernung schon riechen.

Nach Darwin besitzen die Regenwürmer einen sehr schlechten Geruchsinn, der sich nur auf gewisse Geruchsorten beschränkt. Aus den Versuchen Sir John Lubbock geht hervor, daß die Ameisen Gerüche wahrnehmen und zwar mittelst ihrer Antennen. Die Bienen und andere Insekten besitzen auch ein Geruchvermögen, dies geht daraus hervor, daß sie durch den Duft gewisser Blüten angelockt werden und bei ihrem Besuch zur Befruchtung gewisser Pflanzen behilflich sind.

Einige Daten über die Bedeutung des Geruchsinnes können wir aus Beobachtungen an Ameisen und Bienen entnehmen, die zu der Annahme führen, daß besonders die letzteren eine Reihe verschiedener Geruchsqualitäten unterscheiden können (Pütter).

Auffallend ist die Tatsache, die mir von Fischern der istrianischen Küste erzählt wurde, daß einige Meilen entfernt vom Lande, sobald einige Fische erbeutet wurden, Wespen vom Geruchsinne geleitet aus weiter Entfernung an die Fische heranfliegen, während solange keine Fische im Boote waren, weit und breit am Horizont keine Wespe sichtbar war.

Die Krustazeen besitzen ebenfalls ein gutes Geruchsvermögen; die Krebse sammeln sich bekanntlich um ein Stück Leber, welches im Wasser gehalten wird und werden hierbei am leichtesten gefangen.

Marshall sagt ferner von Oktopus (Mollusken), daß er einen Widerwillen gegen bestimmte Gerüche hat.

Weiter übertrifft der Geruchssinn der Vögel bei weitem den der Reptilien, wenn er auch nicht mit dem der Säugetiere verglichen werden kann; denn die alte Sage, daß Geier ihre Brut mit Hilfe dieses Sinnes auffinden, ist mehr als hinreichend widerlegt (Romanes). Die höchste Ausbildung des Geruchsorganes findet sich bei den Raubtieren und Wiederkäuern.

„Bei der erstaunlichen Vollkommenheit des Geruchs bei Hunden wird die äußere Welt sich diesen Tieren ganz anders darstellen als uns, da ihr ganzer Ideenaufbau durch diesen seiner hohen Entwickelung nach uns ganz neuen Sinn stark beeinflußt sein muß“ (Romanes).

Was den Geruchsinn junger neugeborener Tiere betrifft, so erwähnt Preyer, daß Spalding die Beobachtung machte, daß vier noch blinde Kätzchen (dreitägig), als er seine Hand, die soeben einen Hund gestreichelt hatte, ihnen nahe brachte, in ergötzlicher Weise zu pfauchen begannen. Er schließt daraus, daß die Katze noch ehe sie den Erbfeind sehen kann, ihn schon verabscheut

Ebenso lehrreich sind die Experimente von Biffi[1]), der die Riechlappen junger Hunde operativ entfernte. Er konnte feststellen, daß die Tiere, auch wenn sie die Folgen der Operation gut ertrugen, nicht mehr imstande waren, die Zitzen der Mutter aufzufinden, und den Hungertod erlitten hätten, wenn man ihnen nicht die Zitzen in den Mund gesteckt oder sie auf anderer Weise genährt hätte.

Preyer sagt: „Neugeborene Tiere unterscheiden wenige Stunden nach der Geburt angenehme und unangenehme Gerüche. Die Eindrücke müssen nur stark genug sein. Wer gesehen hat, wie sie, nur einen halben Tag alt, sich gegen Asa foetida und gegen Kampfer verhalten, wird nicht zweifeln, daß jene ihnen Unlust verursacht, dieses nicht. Auch Tabakrauch ist ihnen widerwärtig und bewirkt, gegen das Gesicht geblasen, schon vor Ablauf des ersten Lebenstages Schließen der Augen und Zurückziehen des Kopfes, also zweckmäßige Abwehrreflexe.“

Daß die gesteigerte Funktion die Leistungsfähigkeit eines Organes erhöht, geht aus den Versuchen von Gudden an ein bis zweitägigen Kaninchen hervor. Wenn er die jungen Tiere der Augen beraubte und ihre Ohren verschloß, so entwickelte sich der Geruchsinn in erhöhtem Maße und der zum Geruche dienende Hirnteil vergrößerte sich über das gewöhnliche.

In einer auffallenden Weise stimmen die meisten Berichte über den Geruchsinn des eben geborenen Menschen darin überein, daß sie einen bei der Geburt schon hochentwickelten Sinn allgemein voraussetzen. „Geschmack und Geruch beginnen die Reihe der sensoriellen Sinne.“ (Jodl, Fr.)[2]).

Der Grund dieser Auffassung dürfte in einem theoretischen Parallelismus bei den Versuchen über den hochentwickelten Geruchsinn des eben geborenen

---

[1]) Biffi, Opere complete, Fisiologia e fisiopatologia sperimentale. Milano 1902.

[2]) Jodl, Fr., Lehrb. d. Psychol. III. Aufl. 1908.

Tieres zu suchen sein, oder aus den Befunden von Flechsig über die myelogenetische Entwickelung. Nach diesem Autor soll an der Riech- und Tastsphäre des Gehirnes am frühesten eine Markbildung auftreten, was ein früherzeitiges funktionelles Eintreten des betreffenden Sinnes ermöglichen soll.

Bei der Bewertung dieser letzten Annahme ist die bekannte Tatsache nicht zu vergessen, daß auch im Zentralnervensystem gewisse Partien während der Fötalzeit außerordentlich zunehmen, die dann bei der Geburt beinahe atrophisch vorzufinden sind; ein Befund von frühzeitiger anatomischer Entwickelung dieser Hirnregionen könnte deshalb eine irrige Meinung über die spätere Funktion auftreten lassen. Nach seinen Versuchen sagt Preyer: „Das normale Kind unterscheidet verschiedene Milcharten bereits früh, bestimmt nur durch den Geruch und kann zu Ende des ersten Lebenstages einige Gerüche sicher unterscheiden. Der Beweis für das Riechvermögen des Neugeborenen ist erbracht, wenn seine Mutter oder Amme auf eine Brust eine kleine Menge einer stark riechenden Substanz bringt, die nicht schmeckt, oder wenn man solche flüchtige Stoffe, wie Petroleum, Weingeist, kölnisches Wasser, Asa foetida, in kleinen Mengen außen an eine Saugflasche oder auf ein Warzenhütchen bringt und das Kind sich dann weigert, an der riechenden Brust oder Flasche zu saugen, während es die unveränderten Milchquellen nicht verweigert, denn bei schwachen Gerüchen dieser Art ist eine merkliche Miterregung der Nasalfasern des Trigeminus nicht annehmbar. Derartige Versuche sind leicht auszuführen."

Ein 18 Stunden altes Mädchen verschmähte hartnäckig die Brust, an deren Warze ein wenig Petroleum oder Bernsteinöl angebracht war, nahm aber gern die andere; wirkte der Riechstoff ein, während es mit dem Saugen beschäftigt war, so ließ es allmählich die Brustwarze los und schrie (Kroner).

Ebenso berichten Kußmaul und Sommer, daß Neugeborene, wenn man ihnen während des Schlafes Asa foetida vor die Nase hält, sofort mit Zusammenpressen der Augenlider, Bewegungen der Hände und Füße und schließlich Erwachen reagieren.

Ähnliche Versuche erzielte Kußmaul auch beim achtmonatlichen menschlichen Fötus.

Genzmer[1]) berichtet bei seinen Untersuchungen an Neugeborenen, daß er durch Geruchseindrücke Schreien hervorgerufen habe. Er benetzte die Oberlippe mit der Aqua foetida antihysterica und als Folgeerscheinung traten Saugbewegungen, Verziehen des Gesichtes und Bewegungen der Extremitäten auf. Bei der Bemerkung dieser Ergebnisse fällt sofort auf, daß den Geschmackseindrücken sicher eine Hauptrolle an der Reaktion zuzuschreiben ist, ferner wurden auch Reize auf taktilem Gebiete gesetzt (Berührung der Lippen und Benetzen derselben), wie auch Preyer richtig hervorhob.

Eigene Untersuchungen:

Bei der Anstellung meiner Versuche machte ich es mir deshalb zur Regel, weder taktile, noch Geschmacksreize hinzuzusetzen und Fälle, in denen der Geruchreiz nicht allein eingewirkt hatte, wurden unberücksichtigt gelassen.

[1]) Genzmer: Untersuchungen über die Sinneswahrnehmungen des neugeborenen Kindes. Halle 1873.

Ich nehme deshalb aus dem Kurvenmaterial die 101 brauchbaren Geruchsversuche heraus, die mit den folgenden Mitteln angestellt wurden:

	Zahl der Versuche	postitiv	negativ
Tinctura Asa foedita	15	5	10
Kuhmilch	6	0	6
Muttermilch	3	0	3
Nelkenöl	4	1	3
Essigäther	6	1	5
Levandelgeist	6	1	5
Pfefferminzöl	8	3	5
Terpentinöl	3	0	3
Kampfergeist	5	2	3
Amylnitrit	7	2	5
Ol. carvi	2	0	2
Paraldehyd	4	4	0
Melissengeist	3	2	1
Äthylchlorid	14	13	1
Chloroform	4	2	2
Moschustinktur	3	3	0
Absinth	2	2	0
Benzin	2	2	0
Senföl	2	2	0
Fenchelgeist	2	2	0
Summe:	101	47	54

Betreffs der Versuche mit Asa foetida ist hervorzuheben, daß zwei derselben keine Reaktion aufwiesen, während der Säugling schrie; die positiven Befunde gaben zweimal Vertiefung der einzelnen Atmungsphasen, dreimal dagegen, erst drei Sekunden nach Wegnahme der Reizquelle, Unruhigwerden der Kurven.

Die positive Reaktion beim Nelkenöle gab sich dagegen durch Verflachung der einzelnen Respirationsphasen kund.

Bei Essigäther trat dagegen der positive Versuch erst nach Wiederholung des Reizes auf; ferner fanden zwei negative Experimente mit Kampfergeist während des Schreiens statt.

Nach Paraldehyd nahm bei einem Experimente die Zahl der Hirnpulse zu, ein andermal streckte der Säugling die Zunge entgegen und ein anderes Mal wurde eine Beunruhigung der Kurven erst am Ende des Reizes sichtbar.

Auf Chloräthyl reagierte der Säugling einmal mit starkem Schreien; ferner wurden zwei Säuglinge durch dieses Riechmittel aus dem Schlafe geweckt.

Bei der Betrachtung der einzelnen Kurven sehen wir an einem ruhigen Neugeborenen, Fig. 51, S. 90 beim Vorhalten eines mit Paraldehyd getränkten Wattetupfers, daß die einzelnen Hirnpulse unregelmäßig werden. In der Zeit von fünf Sekunden, während deren der Reiz dauert, nehmen die Hirnpulse von 8 auf $9\frac{1}{2}$ zu und noch auffallender zeigt die Atmungskurve unregelmäßige Atemaktionen. Auch nach Wegnahme des Paraldehydtupfers sieht man an beiden Kurven durch einige Sekunden dieselben Verhältnisse weiter bestehen.

Auf Fig. 52, S. 90 erfolgte beim Hinhalten einer kleinen Flasche von Nelkenöl weder eine Änderung der Atmungs- noch der Hirnkurve; während der Säugling auf Paraldehyd deutlich Bewegung machte und die Zunge gegen den Wattetupfer ausstreckte! Es zeigt sich Pulsverkürzung und Unregelmäßigkeit und Vertiefung der Atmung.

Ferner zeigt Fig. 53, S. 91 auf den Geruch von Asa foetida eine deutliche Reaktion, die sich, wie ersichtlich, erst einige Sekunden nach Eintritt

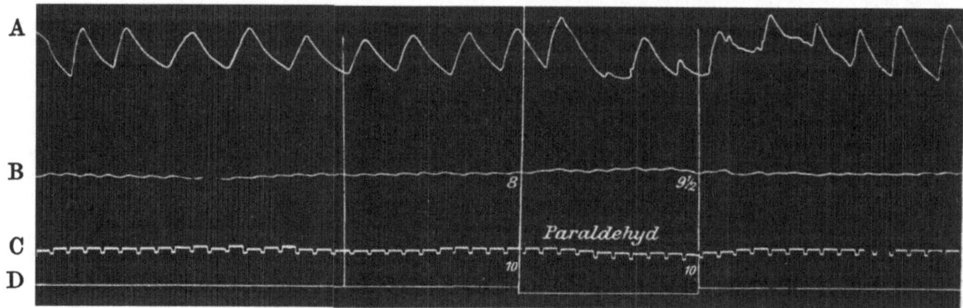

Fig. 51. (2/3 der Originalkurve.)

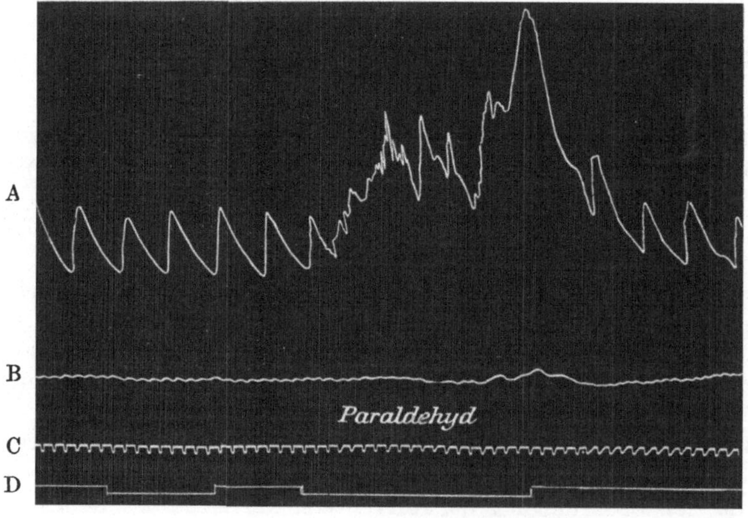

Fig. 52. (4/5 der Originalkurve.)
A = Atmungskurve, B = Hirnkurve, C = Zeiteinteilung auf ½″, D = Versuchsdauer.

des Reizes durch eine Volumzunahme der Hirnkurve und durch Höherwerden der einzelnen Respirationsphasen zu erkennen gibt.

Einen ähnlichen Befund gibt auch die Fig. 54, S. 91 beim selben Säugling auf den Geruch von Melissengeist, nur daß bei diesem olfaktorischen Reize die Reaktion viel stärker erscheint, als bei Asa foetida.

Beim Halten eines mit Äthylchlorid getränkten Tupfers unter der Nase des Säuglings (siehe Fig. 55, S. 91) machte unsere kleine Versuchsperson

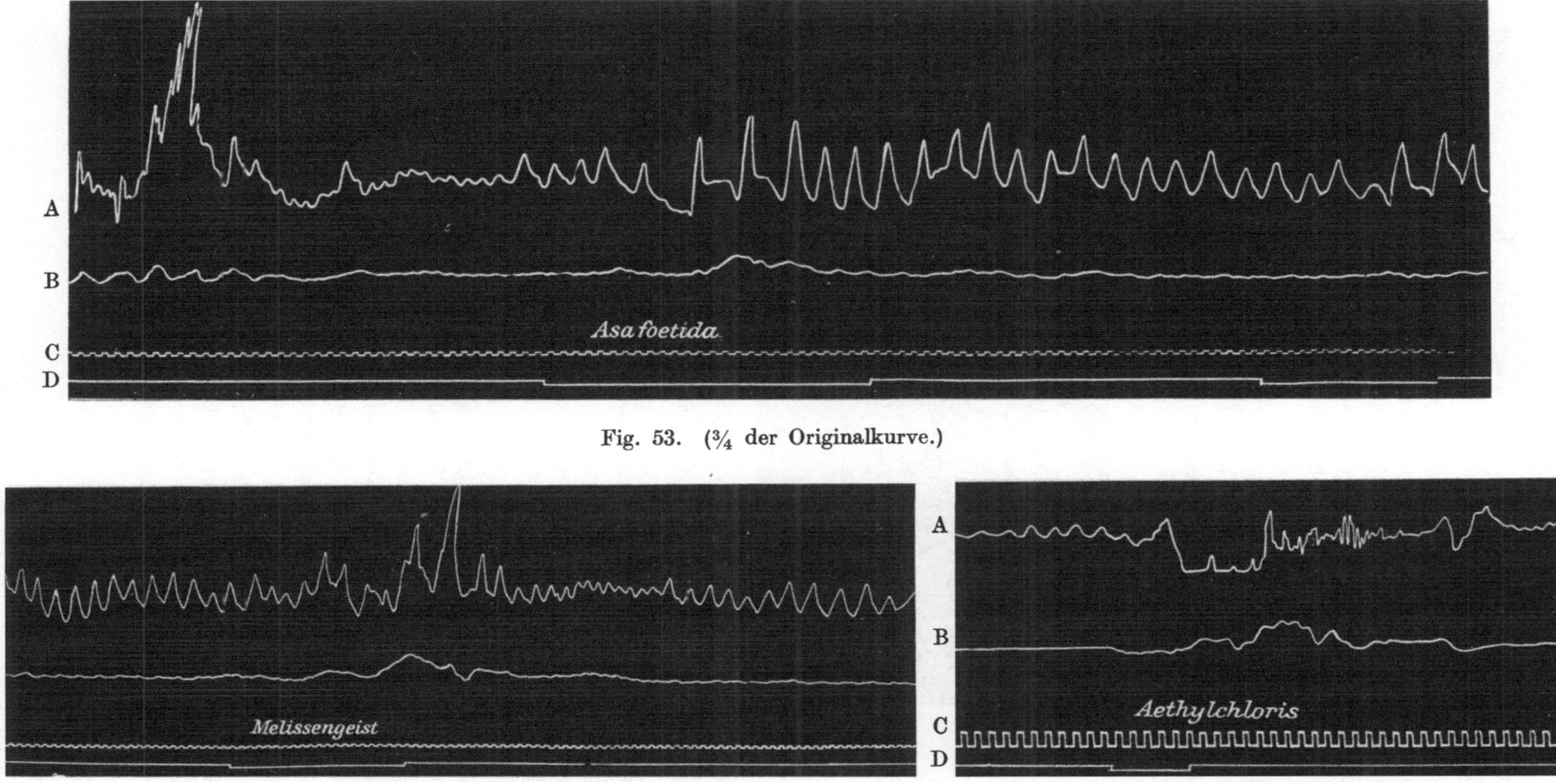

Fig. 53. (3/4 der Originalkurve.)

Fig. 54. (1/2 der Originalkurve.)

Fig. 55. (4/5 der Originalkurve.)

A = Atmungskurve, B = Hirnkurve, C = Zeiteinteilung auf 1/2″, D = Versuchsdauer.

aktive Bewegungen und die Atmung weist einen stark unregelmäßigen Verlauf auf.

Einen auffallenden starken Ausschlag beider Kurven, besonders eine starke Zunahme des Hirnvolumens, zeigt ein Säugling unter dem Einfluß von Absinth (siehe Fig. 56, S. 92).

Auf Fig. 57, S. 93 ersieht man den Einfluß von Chloroform, indem man einen mit dieser Substanz durchtränkten Wattetupfer in einer Entfernung von 3 cm vor den Nasenöffnungen durch fünf Sekunden hielt. Der Säugling zeigte daraufhin eine sehr lebhafte Unruhe, die nur nach geraumer Zeit erlosch.

Die Fig. 58, S. 93 zeigt bei einem in ruhigem Zustande befindlichen Neugeborenen weder auf den Geruch von Melissengeist, noch von Asa foetida eine merkliche Modifikation und zwar weder in der Respirationskurve, noch in der Hirnkurve (die scheinbare Zunahme der einzelnen Hirn-

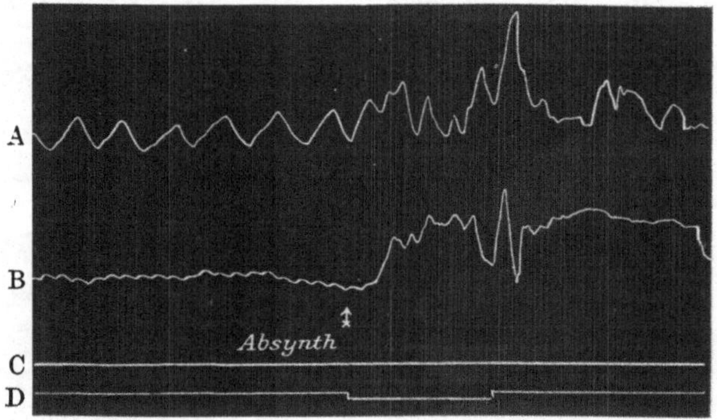

Fig. 56. ($^2/_3$ der Originalkurve.)
A = Atmungskurve, B = Hirnkurve, C = Zeiteinteilung auf ½", D = Versuchsdauer.

pulse von 6 auf 7 ist meiner Meinung nach nicht auf den olfaktorischen Reiz zu beziehen, da während derselben Zeit auch nach dem Versuche 7 Pulse zu zählen sind); erst am Ende des Versuches mit Paraldehyd zeigt ein Unruhigwerden der Kurven an, daß diese Geruchsqualität die Reizschwelle erregt hat.

Unter dem Einflusse von Amylum nitrosum, welches sehr schlecht riecht und beim Erwachsenen eine Erweiterung der Hirngefäße zur Folge hat, zeigt ein schreiendes Kind (Fig. 59, S. 94) eine starke Beruhigung beider Kurven und diese hält während der Zeitdauer dieses Reizes an.

Ein anderes Mal sieht man beim selben Säuglinge mit demselben Geruchsmittel zwei Tage früher als bei der Kurve 55 weder eine Änderung der Respirationskurve noch eine solche der Hirnkurve auftreten (siehe Fig. 60).

Wie oben erwähnt, zeigte die Mehrzahl der olfaktorischen Experimente einen negativen Ausfall der Reaktion bei allen möglichen Zuständen der Versuchsperson, sei dieselbe wach oder schlafend, ruhig oder unruhig, und man findet auffallenderweise oft keine Reaktion bei Geruchsqualitäten, die bekanntlich einen sehr scharfen und widerlichen Geruch aufweisen. Das Ergebnis war bei 66 % der Experimente mit Asa foetida und 84 % mit Essigäther negativ,

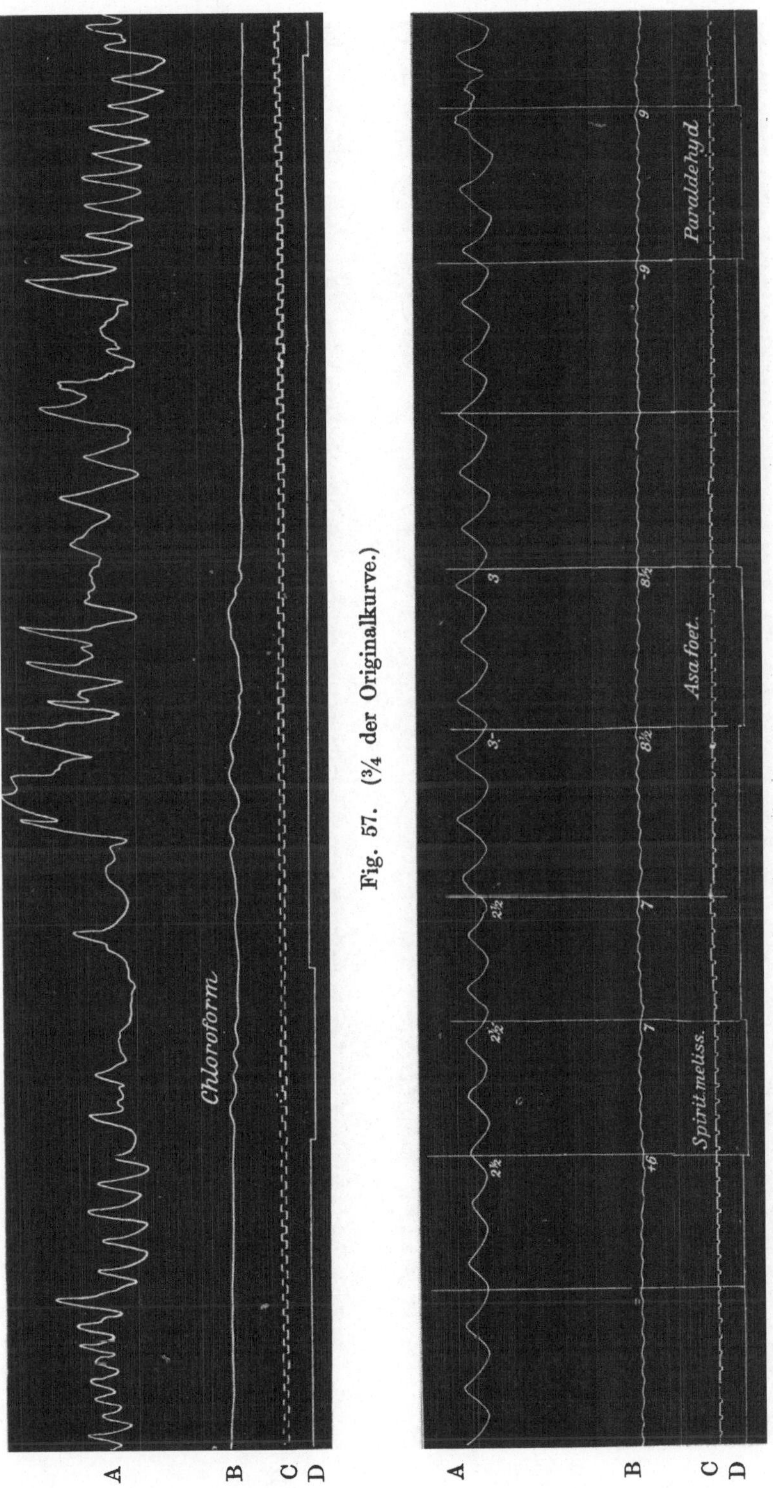

Fig. 57. (3/4 der Originalkurve.)

Fig. 58. (1/2 der Originalkurve.)
A = Atmungskurve, B = Hirnkurve, C = Zeiteinteilung auf 1/2″, D = Versuchsdauer.

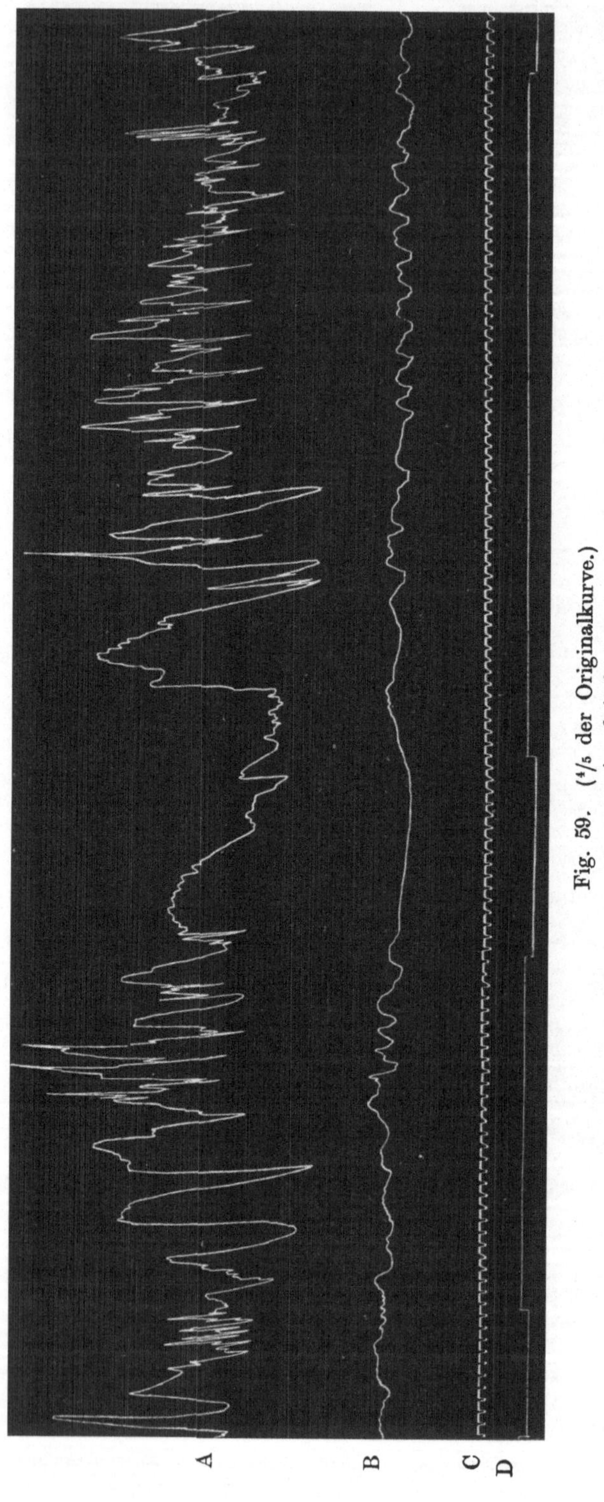

Fig. 59. (4/5 der Originalkurve.)
Amylnitrit.

A = Atmungskurve, C = Zeiteinteilung auf 1/2'',
B = Hirnkurve, D = Versuchsdauer.

während andere Substanzen, die für den Erwachsenen weder scharf noch unangenehm sind, wie z. B. Moschustinktur und Absinth, die Riechsphäre des Neugeborenen viel öfter anzuregen imstande waren.

Im allgemeinen kann man sagen, daß die Säuglinge speziell auf jene Geruchsubstanzen reagieren, welche die Trigeminuskomponente des Geruchsinnes reizen, wo also eine Art taktilen statt eines reinen olfaktorischen Reizes entsteht (Äthylchlorid, Paraldehyd, Benzin, Senföl); allerdings beim Essigäther, welches ein starker Trigeminusreiz ist, konnten wir wenige positive Versuche registrieren.

Der Umstand allein, daß gerade die am schlechtesten riechenden Mittel, wie Asa foetida und Amylnitrit die Riechsphäre des Neugeborenen sehr wenig anzuregen scheinen, darf uns jedoch nicht als ein Beweis für das schlechte

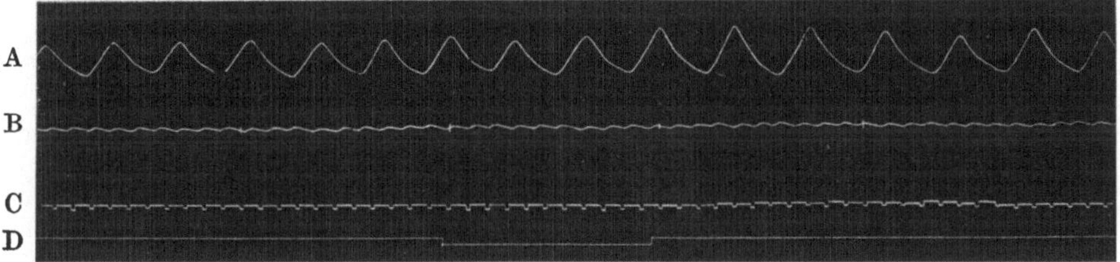

Fig. 60. (½ der Originalkurve.)
Amylnitrit.
A = Atmungskurve, B = Hirnkurve, C = Zeiteinteilung auf ½″, D = Versuchsdauer.

Riechvermögen gelten, denn es ist erst die Angewöhnung und die Erziehung, die uns die verschiedenen Geruchsqualitäten als angenehm oder unangenehm zur Empfindung bringen.

Zusammenfassung:

Nach Lehmann bewirkt ein angenehmer Geruch bei Erwachsenen fast ohne Ausnahme eine langsame und tiefe Atmung, während ein unangenehmer Geruch gewöhnlich ein völliges Stocken der Atmung in der Exspirationsstellung veranlaßt.

Unsere Ergebnisse zeigen im allgemeinen bei Riechmitteln, welche die Riechsphäre der Säuglinge anzuregen imstande sind, eine Vermehrung der Hirnpulse und fast immer eine Zunahme und ein Tiefer- und Unruhigwerden der Atmung; nur einige Male konnte man ein Stocken der Respiration beobachten.

Bei meinen sorgfältig durchgeführten reinen Riechversuchen mit lauwarmer Milch konnte ich nie eine Reaktion vorfinden, weder bei Muttermilch, noch bei Kuhmilch, ein Befund, der, wie ich glaube, genügen soll, um darzutun, daß er nicht auf den Geruch bezogen werden kann (wenigstens nicht in den ersten Tagen, wie dies Preyer behauptet), sondern lediglich auf den Geschmacksinn, wenn Kinder sich weigern, Kuhmilch zu sich zu nehmen, nachdem sie Frauenmilch erhalten haben.

An anderer Stelle widerruft derselbe Autor das früher Gesagte: „Die Kinder fahren zwar (oft auffallend hastig und gewaltsam) mit dem Kopfe an der Brust hin und her (wie junge Lämmer und Zicklein, Kälber, Fohlen) mit offenem Munde und intermittierenden Unterkieferbewegungen, aber erst am achten Lebenstage sah ich dieses Tetonnieren bei meinem Kinde, und daß der Geruchsinn dabei mitwirkt, ist sehr unwahrscheinlich, denn es sog oft an falscher Stelle, wie andere Neugeborene.“

Die mit starken Riechmitteln ausgeführten olfaktorischen Versuche stimmen mit den Angaben von Rousseau, der den Geruchsinn bei den meisten Kindern als abgestumpft betrachtete, überein und zeigen uns, daß der Geruchsinn unter allen Sinnessystemen schon bei der Geburt am wenigsten Reaktionen beim Säuglinge erkennen läßt. Vielleicht ist daraus im Zusammenhalte mit unseren sonstigen Versuchsergebnissen der Schluß gerechtfertigt, daß der Geruchsinn beim Säuglinge am wenigsten entwickelt ist.

9. Schlußbetrachtungen.

Nachdem wir nach den allgemeinen Erläuterungen über die Anatomie und Physiologie des kindlichen Zentralnervensystems jedes einzelne Sinnesorgan einer eingehenden Besprechung unterzogen haben, sind wir zum Schlusse unserer Ausführungen angelangt.

Ein Vergleich des Gehirnes des menschlichen Neugeborenen mit dem der Tiere ergibt im allgemeinen folgendes:

Die postfötale Entwickelung des Menschen ist eine viel differenziertere, als diejenige des Tieres; das Tier dagegen weist intrafötal eine vollendetere Entwickelung auf.

Und wenn vom menschlichen Neugeborenen vieles erst erlernt werden muß, was das Tier schon mit auf die Welt bringt, so liegt der Grund hierfür darin, daß „das menschliche Gehirn bei der Geburt viel weiter von dem Gipfel seiner Entwickelung entfernt ist, als das der Tiere, es wächst nicht nur länger, sondern auch stärker als das der Tiere. Man kann sagen, daß das Gehirn des Menschen viel jünger ist, wenn es in die Welt tritt, als das des Tieres. Das Tier wird altklug geboren und handelt sogleich auch altklug; dem Gehirne des Menschen, wie überhaupt seinem ganzen Körper, ist ein viel weiterer Spielraum individueller Entwickelung gegeben, weil ein relativ großer Teil derselben in die Zeit nach der Geburt fällt.“ (Hering) [1]).

Während der menschliche Neugeborene nur für Lichtreize empfindlich ist, so zeigt das aus dem Ei entschlüpfte Hühnchen einen so entwickelten Gesichtssinn, wie das erwachsene Tier. Aber auch niedere Tierreihen, wie unter den Insekten die Bienen und unter den Vertebraten die Fische, besitzen in den ersten Lebensstunden einen wunderbaren Gesichtssinn.

Was den Hörsinn anbelangt, so steht dieser Sinn beim Neugeborenen hinter demjenigen beinahe aller erwachsenen Säugetiere weit zurück, und die Fähigkeit, verschiedene Tonhöhen zu perzipieren, wie es die Vögel aufweisen, entwickelt sich erst später beim Gehirne des Menschen.

Nur in bezug auf den Geschmacksinn zeigt der menschliche Neugeborene eine auffallende Vervollkommnung und steht auf diesem Sinnesgebiete selbst

---

[1]) Hering, Über das Gedächtnis als eine allgemeine Funktion der organischen Materie. Ostwalds Klassiker d. exakt. Wissensch. Leipzig.

der übrigen erwachsenen Tierreihe nicht viel nach; es darf natürlich nur von primitiven Geschmackseindrücken die Rede sein, denn die Feinheit des Geschmackssinnes wird später erworben.

In bezug auf den Tastsinn besitzen dagegen auch niedere Tiergattungen ein besser entwickeltes Sinnessystem als der Mensch nach der Geburt.

Und schließlich dürfen wir keine hohen Ansprüche an den Geruchsinn des Neugeborenen stellen bei der Betrachtung, daß dieser Sinn bei der Species Homo zur Verkümmerung verurteilt ist und wir brauchen nur die Leistungen dieses Sinnesapparates beim Menschenkinde mit demjenigen neugeborener Hunde und Katzen zu vergleichen, um darzutun, daß der menschliche Neugeborene weit zurücksteht.

Noch drastischer springt uns der Unterschied zwischen dem neugeborenen Menschen und dem Tiere in die Augen, wenn wir die Funktionen der Motilität im allgemeinen und gewisse psychische Leistungen einem Vergleiche unterziehen; dabei tritt die Armut des psychischen Geschehens beim Menschenkinde stark hervor.

Die tatsächlichen Befunde der **eigenen** Untersuchungen lassen sich dahin zusammenfassen, daß wir am Geschmacksinn des Neugeborenen die bestentwickeltsten Reaktionen feststellen konnten; wir sahen ungleiche Reaktionen auftreten infolge Applikation verschiedener Geschmacksmodalitäten auf die Zunge, und was mir ebenfalls sehr wichtig besonders hervorzuheben erscheint, ist die viel promptere Reaktion auf Reize des Geschmacksinnes hin, als gegenüber Reizen auf anderen Sinnesgebieten; es bewirkte die süße Geschmacksempfindung immer eine Beruhigung des Säuglings, während die Salzlösung eine leichte Unruhe der Versuchsperson mit Aufhören der Saugbewegungen zur Folge hatte. Die saure und bittere Lösung wiesen sofort eine auffallend starke Irregularität der Kurven auf, die in der plötzlich entstandenen motorischen Unruhe ihre Erklärung findet; ein Unterschied dagegen der Reaktion zwischen der Muttermilch und der Kuhmilch war bei unserem Materiale nicht zu konstatieren.

Gut ausgebildete Leistungen sahen wir auch vom Gehörapparat zustande kommen.

Beim schlafenden Säuglinge hatten akustische Eindrücke oft eine Verlangsamung der Atmung, Unregelmäßigkeit der Respirationstiefe, zeitweilige Steigerung des Hirnvolumens und Pulsfrequenzzunahme (analog der Aufmerksamkeitsreaktion des Erwachsenen) aber auch Beschleunigung der Atmung zur Folge, ohne daß an dem objektiven Studium des Säuglings irgend eine Motilitätsäußerung eingetreten wäre; beim wachen Säuglinge verursachten Gehörseindrücke oft eine Verflachung der Atmungskurve, manchmal dagegen, besonders wenn dieselben intensiv waren, eine Unregelmäßigkeit der Respirationskurve und eine Zunahme der Hirnpulsation. War der akustische Reiz sehr stark, so konnten wir beide Kurven beträchtlich steigen sehen als eine Folge der mitentstandenen Bewegungen (ähnlich wie beim Erschrecken des Erwachsenen). In einzelnen Versuchen waren die Reaktionen denjenigen analog, welche beim Erwachsenen als Lust- und Unlustreaktion bekannt sind. —

War der Säugling sehr unruhig, so trat oft auf einen länger dauernden Gehörseindruck eine auffallende Beruhigung sowohl der Hirn- wie der Respirationskurve auf. Auf diesem Sinnesgebiete konnte man deutlich ein Kleinerwerden der Reaktion bei Wiederholung desselben Reizes konstatieren, was auf eine Anpassung des Nervensystems auf wiederholte Reize schließen läßt; dieser Befund wurde bei anderen Lebewesen als eine Folge einer primitiven Merkfähigkeit angesehen.

Bei unseren Versuchen auf dem akustischen Sinnesgebiete waren wir nicht imstande, unter 70 Säuglingen einen solchen zu finden, der nicht auf akustische Eindrücke reagiert hätte, obwohl leise akustische Reize oft auf dem Gebiete des Hörsinnes ein negatives Resultat ergaben.

Der Gesichtsinn ergab nur bei Beleuchtung des Säuglingsgesichtes eine Reaktion und dies sowohl im wachen wie im schlafenden Zustande, während farbige Lichter nur je nach der Lichtintensität ein verschiedenes Resultat aufwiesen. Bei Wiederholung des optischen Reizes konnte man oft einen stärkeren Ausschlag der Reaktion auftreten sehen, was als eine Folge der Summierung des Reizes bekannt ist. Auf optische Reize hin konnte man gewöhnlich ein Unruhigwerden der Kurven beobachten, obwohl manchmal bei unruhigen Säuglingen ein plötzlicher Lichteindruck eine scheinbare Beruhigung der Versuchsperson zur Folge hatte, ein Befund, der auf einen vorübergehenden Spannungszustand bezogen werden darf. Vom ersten Tage der Geburt an zeigt der Säugling eine deutliche Beeinflussung der Atmung und der Hirnkurve durch Lichtreize bestimmter Intensität im Sinne einer Volumsvermehrung; bei starken Lichtreizen traten Atemschwankungen auf, wie sie denen beim Erschrecken des Erwachsenen am ähnlichsten sind, obwohl das eigentliche Sehen noch unentwickelt ist.

Der Tastsinn zeigt eine auffallend geringe Reaktion auf Schmerzreize hin, ebenso trat deutlich die geringe Erregbarkeit des Säuglingsnervensystems auf den elektrischen Strom auf; die Haut im Gesichte, speziell die Lippen, reagierten auf taktile Reize am empfindlichsten und ebenso zeigten die Kurven eine auffallende Unruhe auf den Einfluß von Kältereizen, die ohne wesentliches Latenzstadium, Beschleunigung der Atmung, Erhöhung des Hirnvolumens, motorische Unruhe und soweit feststellbar, keine gesetzmäßige Änderung der Pulsfrequenz verursachten.

In manchen Fällen war eine Pulsbeschleunigung sichtbar; der Reaktionstypus würde dann dem der Unlustreaktion entsprechen.

Der Geruchsinn endlich zeigte schon bei der Geburt auch in der von uns untersuchten Richtung unter den 5 Sinnessystemen die geringste Entwickelung.

Die Mehrzahl der angestellten olfaktorischen Versuche ergab weder eine Änderung im Verlaufe der Atmung nach der Hirnkurve und zwar oft unter dem Einflusse von intensiv riechenden Substanzen.

Als eine Folge der positiven Ergebnisse trat oft eine Zunahme der Hirnpulse und ein unruhiger Verlauf der Atmungskurve auf; dagegen bewirkten beim schreienden Säuglinge manchmal schlecht riechende Stoffe eine Beruhigung desselben.

Daß viele von diesen Reizen Spuren hinterlassen, welche als Engramme (Semon) den Ablauf späterer Reizvorgänge und deren Folgewirkungen beeinflussen und abändern und so allmählich zu komplizierteren — aus unbedingten zu bedingten — Reflexvorgängen Anlaß geben, geht nicht unmittelbar aus den gefundenen Tatsachen hervor. Aber dieser Vorgang ist nach unseren dermaligen allgemeinen Kenntnissen vom vermutlichen Aufbau der menschlichen Nervenleistung eine wohlbegründete Annahme.

Die Tatsache, daß beim Wiederholen desselben Reizes die Amplitute der Reaktionserscheinung sich wesentlich modifizierte (siehe Fig. 32, S. 61) kann vielleicht als ein Zeichen der primitiven Merkfähigkeit der organischen Materie betrachtet werden, die gewisse Hemmungsimpulse in der Auslösung der Reaktion bedingt.

„Das wahre Baumaterial der Organismen liefern die Reize der Außenwelt“ — Forel[1]).

Andererseits wäre es eine große Selbsttäuschung, würden wir die ganze Entwickelung der Funktionen des Gehirnes nur dem Einfluß der verschiedenen fünf Sinnessysteme zuschreiben; die inneren Reize des vegetativen Lebens spielen ja im Aufbau des menschlichen Geistes eine nicht zu unterschätzende Rolle. —

Eine weitere Reihe ganz außerordentlich interessanter Ergebnisse müßten noch Untersuchungen geben (die auszuführen wir bislang noch nicht in der Lage waren): An einem und demselben Säuglinge nämlich durch längere Zeit immer dieselben Versuche auf verschiedenen Sinnesgebieten anzustellen, wobei man Schlüsse über die Angewöhnung, Merkfähigkeit und perzeptive Leistung der Versuchsperson zu ziehen imstande wäre, denn „die Nervensubstanz bewahrt die Erinnerung der oft geübten Verrichtungen“ (Hering).

Ebenso wäre es lehrreich und der Mühe wert, den Einfluß von Medikamenten auf das Zirkulations- und Nervensystem des Neugeborenen zu studieren, da außer individuellen Verschiedenheiten auch der kindliche Organismus vielen Arzneimitteln gegenüber anders reagiert als der erwachsene.

Es würde sich ferner lohnen, an unsere Versuche Studien über pathologische Zustände des Zentralnervensystems mit gesteigerten oder herabgesetzten Hirndrucken anzuschließen.

Daß viele von unseren Experimenten anders gedeutet werden können, bin ich mir sicher bewußt und an vielen müßte die Feile der Kritik angelegt werden. Aber ich glaube, dem Prinzipe nach werden mir alle darin zustimmen, daß wir die komplizierten Leistungen menschlichen Denkens viel leichter analysieren können, wenn wir das seelische Leben von der Wiege an mit physiologischen Methoden prüfen.

Wir werden dann zu anderen Resultaten in der Beurteilung der elementaren Substrate der affektiven Erregung, der Empfindungen und der primitiven Gedächnisleistungen kommen. „Die vegetativen Veränderungen, welche die gesetzten Reize erzeugen, stellen“, wie dies Hartmann[2]) in den „Biologi-

---

[1]) Forel, Der Hypnotismus. VI. Aufl. Stuttgart 1911.

[2]) Hartmann, Biologische Aufgaben des Nervensystems als eine Grundlage der Lehre von den Erkrankungen desselben. Wien 1910.

schen Aufgaben des Nervensystems" hervorgehoben hat, „die primären Ursachen dessen dar, was später subjektiv als Stimmungslage und Affekt bezeichnet wird."

Man geht nicht fehl, in der Annahme, daß die vielfältigen Wiederholungen gleichzeitig solcher Veränderungen gleichmäßig fixiert werden. Sie treten dann auf äußere Reize oder auf Denkakte als Begleitgefühle oder als Affekterinnerung ein und stellen einen wesentlichen Bestandteil des psychischen Lebens dar.

Beim Säuglinge ist noch mehr als beim Erwachsenen der Spruch Mossós berechtigt: „Der Geist ist unter allen Erscheinungen des Organismus am meisten der Knecht des Stoffes", während der Forschungsgang früherer Zeiten sein Bild in Schillers Ausspruch findet: „Es ist der Geist, der sich den Körper baut".

Als ein Versuch, die Hegemonie des kindlichen Körpers über den sog. geistigen Teil und die elementarsten Beziehungen zwischen Stoff und Psyche in der ersten Kinderzeit vor Augen zu führen, soll diese Arbeit betrachtet werden.

Literatur-Verzeichnis.

Baglioni, S., Zur Physiologie des Geruchsinnes und Tastsinnes der Seetiere. Zentralbl. f. Physiol.1909. **22**. (Nach Pütter zitiert.)

Bauer und Th. Ames, Studien über Quellung von Nervengewebe. Arbeiten aus dem Neurologischen Institute an der Wiener Universität. 1911.

Bechterew, Objektive Untersuchung der neuropsychischen Tätigkeit. 1. Kongr. International de Psychiatrie, de Neurologie etc. Amsterdam 1908.

Derselbe, Über die individuelle Entwickelung der neuropsychischen Tätigkeit nach Tatsachen der objektiven Psychologie. (Titel aus der russischen Arbeit übersetzt. (Petersburg 1910).

Derselbe, Folia Neurobiologica 1908. **2**. Nr. 3.

Derselbe, Le méthode objective appliquée à l'étude de là personalité. (Separatabdruck).

Berger, Über die körperlichen Äußerungen psychischer Zustände. Jena. G. Fischer 1904.

Bianchon, H., Le temps. Causerie médicale.

Bichat, Allgemeine Anatomie angewandt auf die Physiologie und Arzneiwissenschaft. Leipzig 1803.

Bickel, Pathologie und Therapie der Sektionsstörungen. 1907.

Binet und Solliez, Recherches sur le pouls cérébral dans ses rapports avec les attitudes du corps, la respiration et les actes psychiques. Arch. de Physiol. 1895.

Bongers, Paul, Arch. f. Physiol. von du Bois-Reymond. Jahrg. 1884.

Böcke, Jul., Untersuchung und Semiotik des Gehörorganes beim Kinde. Jahrb. f. Kinderh. Leipzig 1878.

Bourneville, Association française pour l'avancement des sciences 1899.

Biffi, Opere complete: Fisiologia e fisiopatologia sperimentale. Milano 1902.

Brodmann, Plethysmographische Studien am Menschen. Journ. f. Psychiatr. u. Neurol. **1**. Heft 1 u. 2.

Cabanio, Du degré de certitude de la médecine. Paris 1819.

Canestrini, S., Psycho-physiologische Studien an Neugeborenen. Aus den Mitteilungen des Vereines der Ärzte in Steiermark. Graz 1911.

Compayré, Entwickelung der Kindesseele. Internationale Bibliothek für Pädagogik. Altenburg 1900.

Cuignet, Annales d'oculistique. Bruxelles 31. T. 5.

Czerny, Adalbert, Beobachtungen über den Schlaf im Kindesalter unter physiologischen Verhältnissen. Jahrb. f. Kinderh. **33**.

Derselbe, Zur Kenntnis des physiologischen Schlafes. Jahrb. f. Kinderh. 1896. **41**.

Darwin, Charles, Bildung der Ackererde. 1882.

Derselbe, Biographische Skizzen eines Kindes. Kosmos 1877.

Dekker, Naturgeschichte des Kindes. Stuttgart Kosmos. 1908.

Engelmann, Pflügers Arch. f. Physiologie. 1882. **29**.

Exner, Sigm., Handb. d. Physiol. von Hermann 1879. **2**. 2. Teil.

Fechner, Elemente der Psychophysik. Leipzig 1860.

Flechsig, Einige Bemerkungen über die Untersuchungsmethode des Gehirns, besonders des Menschen. Arch. f. Anat. u. Physiol. 1905.

Forel, A., Der Hypnotismus. 6. Aufl. Stuttgart 1911.

Franck, François, Recherches cliniques et expérimentales sur les mouvements alternatifs d'expansion et de resserrement du cerveau dans leurs rapports avec la circulation et la respiration. Journ. de l'anat. 1877. **13**.

Frédéricq, Recherches sur la respiration et la circulation. La courbe plethysmografique du cerveau du chien. Arch. de Biol. **85**.

Frédéricq, Note sur les mouvements du cerveau de l'homme. Arch. de Biol. 86.
Garbini, Evoluzione del senso cromatico dei bambini. Verona 1887.
Genzmer, A., Untersuchungen über die Sinneswahrnehmungen des neugeborenen Kindes. Halle 1873.
Grant, Allen, Der Farbensinn, sein Ursprung und seine Entwickelung. Leipzig 1880. Günthers Verlag.
Haberlandt, Physiologische Pflanzenanatomie. Leipzig 1909.
Häckel, Populäre Vorträge. 2. Heft. Bonn.
Hartmann, Beiträge zur Apraxielehre. 1907.
Hartmann, Biologische Aufgaben des Nervensystems als eine Grundlage der Lehre von den Erkrankungen desselben. Wien 1910.
Held, Entwickelung des Nervengewebes bei den Wirbeltieren. 1909.
Helmholtz, Populär-wissenschaftliche Vorträge. Braunschweig 65—76.
Hensen, Physiologie des Gehörs. Handb. v. Hermann d. Physiol. 1880. 3. Leipzig.
Hering, Das Gedächtnis als eine allgemeine Funktion der organisierten Materie. Ostwalds Klassiker der exakten Wissenschaft. Leipzig.
Jodl, Fr., Lehrb. d. Psychologie. 1908 3. Aufl..
Kant, Immanuel Kants sämmtl. Werke. Leipzig 38—40.
Kohlschütter, Ernst, Messungen der Festigkeit des Schlafes. Inaug.-Diss. Leipzig 1882.
Kraepelin, Psychiatrie. 8. Aufl. Leipzig. 1910.
Kußmaul, A., Untersuchungen über das Seelenleben des neugeborenen Menschen. Leipzig u. Heidelberg 1859.
Lange, C., Die Gemütsbewegungen, ihr Wesen und ihr Einfluß auf körperliche, besonders auf krankhafte Lebenserscheinungen. Würzburg 1910.
Langlet, Étude critique sur quelques points de la physiologie du sommeil. Paris 1872.
Lehmann, Körperliche Äußerungen der psychischen Zustände. Leipzig 1905.
Lombroso Paola, Saggi di psicologia del bambino. Torino 1894.
Lorry, Sur les mouvements de cerveau et de la dure-mère. Paris 1760. 8.
Lubbock, John, Blumen und Insekten in ihrer Wechselbeziehung dargestellt. Berlin 1877.
Lubbock, John, Ameisen, Bienen und Wespen. Internat. wissensch. Bibliothek. Leipzig 1883. 57.
Mays, Über die Bewegungen des menschlichen Gehirns. Virchow Arch. 1882. 88.
Malebranche, De la recherche de la vérité, ou l'on de la nature de l'esprit de l'homme. Paris 1735—36.
Mentz, Die Wirkung akustischer Sinnesreize auf Puls und Atmung. Wundts Philos. Stud. 11. 1895.
Mosso, Arch. f. Physiol. von du Bois-Reymond. Jahrg. 1878 u. Arch. f. Anat. u. Phys. 1886.
Mosso, Sopra un nuovo metodo per scrivere i movimenti dei vasi sanguigni nell' uomo. Reg. accademia delle scienze di Torino. 1875. 11.
Mosso, Sulla circolazione del sangue nel cervello dell' uomo. Roma 1880.
Mosso, La temperatura del cervello. Milano 1896.
Mosso, Mens sana in corpore sano. Milano 1911.
Mönningkof, O. und Piesberger, Messungen über die Tiefe des Schlafes. Zeitschr. f. Biol. v. W. Kühne und C. Voit 1883. 1.
Necker de Saussure, L'éducation progressive 1864. 2.
Neumann, H., in Pfaundler und Schloßmann: Handb. d. Kinderheilk. Leipzig 1906.
Olshausen, R., Asphyxia neonatorum et Hypnotismus. Gynäk. Zentralbl. 1880.
Oppenheim, Die Entwickelung des Kindes. Leipzig 1905.
Ottolenghi, La sensibilitá e l'etá. Torino 1894.
Pacchioni, A., Opera. Romae 1741.
Parker, The sensory reactions of amphioxus. 1908. (Nach Pütter zit.).
Pfaundler und Schloßmann, Handb. d. Kinderh. Leipzig 1906.
Pfister, Herm., Über das Studium der Großhirnoberfläche. Stuttgart 1899.
Plotke, Über das Verhalten der Augen im Schlafe. Arch. f. Psych. 1880. 10.
Preyer, Spezielle Physiologie des Embryo. Leipzig 1885.
Preyer, Die Seele des Kindes. Leipzig 1895.
Preyer, Die geistige Entwickelung in der ersten Kindheit. Leipzig 1893.

Probst, Gehirn und Seele des Kindes. Samml. v. Abhandl. aus dem Geb. d. pädagog. Psychol. u. Physiol. **7**. 2. 3.
Probst, Zur Anatomie und Physiologie des Kleinhirns. Berlin 1902.
Probst, Weitere Untersuchungen über die Großhirnfaserung und über Rindenreizversuche nach Ausschaltung verschiedener Leitungsbahnen. Wien 1905.
Pütter, Vergleichende Physiol. Jena 1911.
Raehlmann und **Witowski**, Über das Verhalten der Pupillen während des Schlafes etc. Arch. f. Physiol. v. du Bois-Reymond. Jahrg. 1878.
Raehlmann, Zur vergleichenden Physiologie des Gesichtssinnes. Beitrag zur Theorie der Licht- und Farbenempfindung auf anatomischer-physikalischer Grundlage 1907.
Ravina, Specimen de motu cerebri. Turin 1811.
Ribot, De l'Hérédité. 1906.
Romanes, Geistige Entwickelung beim Menschen. Leipzig 1893.
Romanes, Die geistige Entwickelung im Tierreich. Leipzig 1887.
Rosenbach, Das Verhalten der Refl. bei Schlafenden. Zeitschr. f. klin. Med. von Frerichs und Leyden 1888. **1**.
Rousseau, Geständnisse. Riga 1782.
Salathé, Recherches sur le méchanisme de la circulation dans la cavité céphalo-rachidienne. Paris 1876.
Sander, Wilh., Über die Beziehungen der Augen zum wachen und schlafenden Zustande des Gehirns etc. Arch. f. Psychiatrie. 1878. **9**.
Shinn, M., Körperliche und geistige Entwickelung eines Kindes in biographischer Darstellung. Langensalza 1905.
Sigismund, Kind und Welt. Braunschweig 1897.
Solliez, Der Idiot und der Imbecille. Deutsch von Paul Brie. Hamburg 1891.
Solltmann, O., Die Funktionen des Gehirns der Neugeborenen. Jahrb. f. Kinderh. Leipzig 1876.
Spalding, Instinct and acquisition. Journ. of science. London 1875.
Spencer, Herbert, Die Prinzipien der Psychologie. Stuttgart 1882.
Stumpf, Tierpsychologie 1883, 1890. **1** u. **2**.
Tanzi, Malattie mentali. Milano 1905.
Tiedemann, Beobachtungen über die Entwickelung der Seelenfähigkeit bei Kindern. Altenburg 1897.
Tolstoi, Kindheitserinnerungen. Berlin 1900.
Urbantschitsch, Äußerer Gehörgang des Neugeborenen. Zentralbl. f. d. med. Wissenschaft 1878.
Weber, Einfluß psychischer Vorgänge auf den Körper. Berlin. Springer 1910.
Westphal, Arch. f. Psychiatr. u. Nervenkrankh. Berlin 1879.
Zoneff und **Neumann**, Über Begleiterscheinungen in Atem und Puls. Philosophische Studien. **18**.

Verlag von Julius Springer in Berlin.

Handbuch der Neurologie

Bearbeitet von

Prof. Dr. **G. Abelsdorff**-Berlin, Privatdozent Dr. **R. Bárány**-Wien, Dr. **M. Bielschowsky**-Berlin, Prof. Dr. **R. du Bois-Reymond**-Berlin, Prof. Dr **K. Bonhoeffer**-Berlin, Prof. Dr. **H. Boruttau**-Berlin, Dirig. Arzt Dr. **W. Braun**-Berlin, Privatdozent Dr. **K. Brodmann**-Tübingen, Prof. Dr. **O. Bumke**-Freiburg i. Br., Privatdozent Dr. **R. Cassirer**-Berlin, Dr. **T. Cohn**-Berlin, Prof. Dr. **A. Cramer**-Göttingen, Privatdozent Dr. **H. Eppinger**-Wien, Prof. Dr. **R. Finkelnburg**-Bonn, Dr. **E. Flatau**-Warschau, Dr. **G. Flatau**-Berlin, Privatdozent Dr. **E. Forster**-Berlin, Prof. Dr. **H. Gutzmann**-Berlin, Dr. **H. Haenel**-Dresden, Prof. Dr. **Fr. Hartmann**-Graz, Prof. Dr. **K. Heilbronner**-Utrecht, Prof. Dr. **R. Henneberg**-Berlin, Prof. Dr. **S. E. Henschen**-Stockholm, Dr. **R. Hirschfeld**-Berlin, Prof. Dr. **E. Jendrássik**-Budapest, Dr. **O. Kalischer**-Berlin, Dr **S. Kalischer**-Berlin, Privatdozent Dr. **M. Kauffmann**-Halle a. S., Privatdozent Dr. **Fr. Kramer**-Breslau, Prof Dr. **A. Leri**-Paris, Prof. Dr. **M. Lewandowsky**-Berlin, Dr. **F. H. Lewy**-München, Privatdozent Dr **O. Marburg**-Wien, Prof. Dr. **P. Marie**-Paris, Dr. **Fr. Mohr**-Coblenz, Prof. Dr. **E. Neißer**-Stettin, Dr. **E. Phleps**-Graz, Dr. **F. H. Quix**-Utrecht, Prof. Dr. **E. Redlich**-Wien, Prof. Dr. **K. Schaffer**-Budapest, Prof. Dr. **G. Schickele**-Straßburg, Dr. **H. Schrottenbach**-Graz, Privatdozent Dr. **A. Schüller**-Wien, Prof. Dr. **P. Schuster**-Berlin, Privatdozent Dr. **W. Spielmeyer**-Freiburg i. Br., Prof. Dr. **H. Vogt**-Wiesbaden, Dr. **W. Vorkastner** Greifswald, Prof. Dr. **O. Vulpius**-Heidelberg, Prof. Dr. **E. Weber**-Berlin, Prof. Dr. **K. J. A. Wertheim-Salomonson**-Amsterdam, Privatdozent Dr. **J. Wickman**-Stockholm, Privatdozent Dr. **J. Wiesel**-Wien, Prof. Dr. **K. Wilmanns**-Heidelberg

Herausgegeben von Prof. Dr. **M. Lewandowsky**, Berlin

Im Jahre 1910 erschien:

Erster Band: **Allgemeine Neurologie.** 1618 Seiten. Mit 322 Textabbildungen und 12 Tafeln. Preis M. 68.—; in 2 Halblederbänden gebunden M. 73.50

Im Jahre 1911 erschien:

Zweiter Band: **Spezielle Neurologie I.** 1170 Seiten. Mit 327 Textabbildungen und 10 Tafeln. Preis M. 58.—; in Halbleder gebunden M. 61.50

Im Jahre 1912 erschien:

Dritter Band: **Spezielle Neurologie II.** 1165 Seiten. Mit 196 Textabbildungen und 8 Tafeln. Preis M. 58.—; in Halbleder gebunden M. 61.50

Im Jahre 1913 erschien:

Vierter Band: **Spezielle Neurologie III.** 493 Seiten. Mit 56 Textabbildungen Preis M. 24.—, in Halbleder gebunden M. 26.50

Der fünfte (Schluß-)Band soll im Herbst 1913 erscheinen

Zeitschrift für die gesamte Neurologie und Psychiatrie

Herausgegeben von

A. Alzheimer, Breslau, **R. Gaupp**, Tübingen, **M. Lewandowsky**, Berlin, **K. Wilmanns**, Heidelberg

Redaktion

des psychiatrischen Teiles	des neurologischen Teiles
A. Alzheimer	**M. Lewandowsky**

A. Originalteil. B. Referatenteil

Die Zeitschrift erscheint in zwanglosen Heften, die zu Bänden von 40—50 Bogen vereinigt werden. Der Preis jedes Bandes beträgt M. 24.—

Bibliographie der Neurologie und Psychiatrie

Herausgegeben von der Redaktion der

Zeitschrift für die gesamte Neurologie und Psychiatrie

Für das Jahr 1910: Preis M. 10.—; in Halbleder gebunden M. 12.—.
Für das Jahr 1911: Preis M. 10.—; in Halbleder gebunden M. 12.—.

Im Juni 1913 erscheint:

Beiträge zur Frage nach der Beziehung zwischen klinischem Verlauf und anatomischem Befund bei Nerven- und Geisteskrankheiten

Bearbeitet und herausgegeben von

Franz Nissl, Heidelberg

Erstes Heft. Mit ca. 34 Textfiguren. Preis ca. M. 2.40

Zu beziehen durch jede Buchhandlung.

Abhandlungen aus dem Gesamtgebiete der Kriminalpsychologie. (Heidelberger Abhandlungen.) Herausgegeben von Geh. Hofrat Prof. Dr. **K. von Lilienthal**, Prof. Dr. **F. Nissl**, Prof. Dr. **S. Schott**, Prof. Dr. **K. Wilmanns.**

Heft 1: **Die Ursachen der jugendlichen Verwahrlosung und Kriminalität.** Studien zur Frage: Milieu oder Anlage. Von Dr. **Hans W. Gruhle** Heidelberg. Mit 23 Textfiguren und 1 farbigen Tafel. 1912.
Preis M. 18.—; in Leinwand gebunden M. 20.—.

Heft 2: **Lebensschicksale geisteskranker Strafgefangener.** Katamnestische Untersuchungen nach den Berichten L. Kirn's über ehemalige Insassen der Zentralstrafanstalt Freiburg i. B. (1879—1886). Von Privatdozent Dr. med. **August Homburger**, Heidelberg. Mit 6 Figuren im Text und 12 farbigen Tafeln. 1912. Preis M. 14.—; in Leinwand gebunden M. 16.—.

Instinkt und Erfahrung. Von **C. Lloyd Morgan**, D. Sc. LL. D. F. R. S., Professor an der Universität zu Bristol. Autorisierte Übersetzung von Dr. R. Thesing. Preis M. 6.—; in Leinwand gebunden M. 6.80.

Das Leben. Sein Wesen, sein Ursprung und seine Erhaltung. Präsidialrede, gehalten zur Eröffnung der „British Association for the Advancement of Science" in Dundee, September 1912 von **E. A. Schäfer**, LL. D., D. Sc., M. D., F. R. S., Professor der Physiologie an der Universität Edinburgh. Autorisierte Übersetzung aus dem Englischen von Charlotte Fleischmann. 1913. Preis M. 2.40.

Synthese der Zellbausteine in Pflanze und Tier. Lösung des Problems der künstlichen Darstellung der Nahrungsstoffe. Von Professor Dr. **Emil Abderhalden**, Halle a. S. 1912. Preis M. 3.60; in Leinw. geb. Preis M. 4.40.

Schutzfermente des tierischen Organismus. Ein Beitrag zur Kenntnis der Abwehrmaßregeln des tierischen Organismus gegen körper-, blut- und zellfremde Stoffe. Von Prof. Dr. **Emil Abderhalden**, Halle a. S. Mit 8 Textfiguren. 1912. Preis M. 3.20; in Leinwand gebunden Preis M. 3.80.

Neuere Anschauungen über den Bau und den Stoffwechsel der Zelle. Von Prof. Dr. **Emil Abderhalden.** Vortrag, gehalten a. d. 94. Jahresversammlung d. Schweiz. Naturforsch. Ges. in Solothurn, 2. Aug. 1911. Preis M. 1.—.

Physiologisches Praktikum. Chemische und physikalische Methoden. Von Professor Dr. **Emil Abderhalden.** Halle a. S. Mit 271 Figuren im Text. 1912.
Preis M. 10.—; in Leinwand gebunden M. 10.80.

Vorlesungen über Physiologie. Von Dr. **M. von Frey**, Professor der Physiologie und Vorstand des Physiologischen Instituts an der Universität Würzburg Zweite, neubearbeitete Auflage. Mit 80 Textfiguren. 1911.
In Leinwand gebunden Preis M. 11.—.

Zu beziehen durch jede Buchhandlung.